硬性角膜接触镜验配案例图解

梅　颖　唐志萍　编著

人民卫生出版社

图书在版编目（CIP）数据

硬性角膜接触镜验配案例图解 / 梅颖, 唐志萍编著. —北京：人民卫生出版社, 2015

ISBN 978-7-117-20885-7

Ⅰ. ①硬…　Ⅱ. ①梅…②唐…　Ⅲ. ①角膜接触镜－图解　Ⅳ. ①R778.3-64

中国版本图书馆 CIP 数据核字（2015）第 129244 号

人卫社官网	www.pmph.com	出版物查询，在线购书
人卫医学网	www.ipmph.com	医学考试辅导，医学数据库服务，医学教育资源，大众健康资讯

硬性角膜接触镜验配案例图解

编　　著：梅　颖　唐志萍
出版发行：人民卫生出版社（中继线 010-59780011）
地　　址：北京市朝阳区潘家园南里 19 号
邮　　编：100021
E - mail：pmph @ pmph.com
购书热线：010-59787592　010-59787584　010-65264830
印　　刷：北京顶佳世纪印刷有限公司
经　　销：新华书店
开　　本：787×1092　1/16　印张：14
字　　数：341 千字
版　　次：2015 年 7 月第 1 版　2023 年 5 月第 1 版第 11 次印刷
标准书号：ISBN 978-7-117-20885-7/R · 20886
定　　价：99.00 元
打击盗版举报电话：010-59787491　E-mail：WQ @ pmph.com
（凡属印装质量问题请与本社市场营销中心联系退换）

作者简介 ▪▪▪▪▪▪

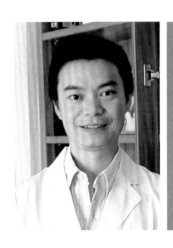

    梅颖，昆明天明视光眼科诊所有限公司技术总监，国际角膜塑形学会资深会员（FIAO），国际角膜塑形学会亚洲分会资深会员（SIAOA），美国视觉训练和发展学会会员（COVD）。1999年毕业于中山医科大学后就职于昆明医科大学第一附属医院眼科，视光学、眼科学硕士，视光学临床专家。2007年起至今任职昆明天明视光眼科诊所。"梅颖医生的视光工作室"是视光届知名专业博客。专长角膜塑形、圆锥角膜诊疗、RGP验配；视疲劳诊断、视功能分析和视觉训练。

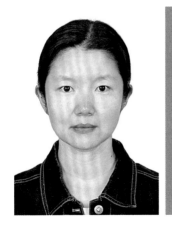

    唐志萍，昆明医科大学第一附属医院眼科、主治医师、眼科学博士。1999年毕业于北京医科大学，主要从事眼科临床工作，并对视网膜、视神经保护进行了大量的研究工作。主持云南省科技厅面上项目及昆明医科大学创新基金、承担多项国家自然基金的研究工作。

序 ▪▪▪▪▪

梅颖医师曾经是我的一名学生,毕业后即为同行。我以平常的眼光关注他,像关注我所有热爱眼视光学专业的学生一样。但是,我渐渐地发现他有个很特别的地方,他有一个微博,后来改版为朋友圈,这个圈里面只谈硬性角膜接触镜的临床问题,里面有很多有意义的病例分享,讨论方式也别具一格、情趣盎然,受到了一群粉丝的拥戴。我也经常上去看,成为了他粉丝群中的一员。

当他萌发撰写一本有关硬性角膜接触镜验配案例图解想法时,我极力赞同:乐于让人分享的医师自然得到大家的推崇。

硬性角膜接触镜验配,尤其是角膜塑形镜验配是一项复杂的临床工作,属于临床眼视光学医学领域中比较有挑战的领域,需要相当强的知识背景和经验积累,同时需要拥有较综合的思辨能力。

科学研究证明了硬性角膜接触镜的安全和有效,近几年的基础和临床研究又不断探索角膜塑形镜对降低近视度数并延缓近视进展的功效。这些研究进展给近视患者带来兴奋和期待,尤其是处于近视进展期的少年儿童。儿童的需求对医师来说更增加了工作挑战强度,除了矫正和矫治的有效性外,儿童因年龄和认知关系所存在的安全隐患更加受关注和重视,临床上亟待有经验的医师传递验配真谛,保障验配的有效性和安全性。

梅颖自独立担当工作以来,成功验配了无数案例,受到了近视儿童和家长的热爱和赞赏,他不满足于此,他很用心地关注临床验配细节,进行案例的收集、整理,在复杂的案例中探索规律,不断总结和积淀,日复一日,终于成就了本册案例图解。本次入选的案例都是梅医师日常点点滴滴的积累,翻阅图解,不难看出梅医师的刻苦用心和深邃思考:案例不仅完整,有体会、有探究、有归纳,还有对患者进行长期的跟进和追踪的记录。案例图解还根据病例的难易程度进行了分类,让初学者和熟练者均能从中受益。

小小的案例图解,诠释的不仅是临床经验,更是一位临床好医师的努力和乐于分享的品质,我为梅颖医师鼓掌!

吕 帆

温州医科大学

2015 年 5 月

前 言 ▪▪▪▪▪

角膜接触镜（contact lens），或隐形眼镜，是一种戴在眼球角膜上，用以矫正视力或保护眼睛的镜片。它包括硬性和软性两种，隐形眼镜不仅从外观上和方便性方面给近视、远视、散光等屈光不正患者带来了很大的改善，而且视野宽阔、视觉成像质量佳，在控制青少年近视、散光进展控制，治疗特殊的眼病等方面也发挥了特殊的功效。

我国软性角膜接触镜（soft contact lens，SCL）使用较多，SCL 含水量大、直径大，配戴时贴附好、配戴舒适、适应性强、验配容易，占据了主流市场。但硬性高透气性角膜接触镜（Rigid Gas Permeable Contact Lens，RGP）有更优越的特点，RGP 指使用高透氧材料制作的硬性角膜接触镜。RGP 所含的硅、氟等聚合物，能够大大增加氧气的通过量。其材质的氧通透性很高，具有良好的矫正近视、散光及圆锥角膜的光学特性，使用更安全，护理更简便，与软性隐形眼镜相比，既提高了透氧性，又保证材料的牢固性，并且具有良好的湿润性和抗沉淀性，并且研究有阻止或减缓儿童近视进展的临床现象。而在角膜屈光手术后、圆锥角膜、角膜外伤等角膜疾患造成的复杂屈光不正，软性角膜接触镜常常无能为力，只能依靠RGP 进行屈光重建和矫正。RGP 在发达国家中使用率已非常普遍，是眼科临床上公认的最健康的视力矫正选择，在我国也已有较好的发展势头，越来越多的屈光不正患者开始认识到 RGP 比 SCL 有更大的优越性。

近年来近视控制热点的角膜塑形镜，也是一种特殊的硬性角膜接触镜，是采用特殊逆几何形态设计的硬性接触镜，内表面由多个弧段组成，镜片与泪液层分布不均，由此产生的流体力学效应改变角膜几何形态。夜戴使角膜中央弯曲度变平、日间形成视网膜周边部近视性离焦而使眼轴增长缓慢，从而有效地控制近视的发展。

硬性角膜接触镜的研究和应用得越来越多，已成为视光学热点。然而，由于硬性角膜接触镜设计比软性角膜接触镜特殊，验配技术复杂。硬性角膜接触镜的验配，需要学习和掌握相关的专业知识，更是大量临床验配经验的积累过程。硬性角膜接触镜的理论知识、验配方法、验配流程、并发症处理等方面的教材、专著较多，但缺乏实际验配案例介绍和经验分享书籍。

天明视光十余年来，在这一领域开展了大量的临床硬性角膜接触镜验配工作，在这个过程中笔者积累了丰富的验配经验，收集了大量的临床案例，希望将经验和体会通过这些案例提供给视光同道，来促进硬性角膜接触镜验配的技术交流。

本书共 60 余个临床实际验配案例，分为 5 个类别：球面设计 RGP 验配案例、复曲面设计 RGP 验配案例、复杂屈光不正 RGP 验配案例、圆锥角膜验配案例、角膜塑形验配案例。

案例不一定都是处理得最好的,却都是很有代表性的。每个案例后对该案例作出小结,代表 1～3 个技能点,并涵盖硬性角膜接触镜验配中的方法、常见问题、难点和处理技巧。案例按从易到难顺序,方便读者循序渐进阅读学习。笔者对每个案例的验配过程和细节做了详细的描述和分析,并配大量的角膜地形图(使用 Shin-Nippon CT-1000 采集)和荧光染色评估图说明,覆盖了硬性角膜接触镜临床验配中的常见问题和处理方法。书中也有很多验配不成功的案例,笔者通过对失败案例的分析总结,提示读者避免类似错误。

　　本书是一本以硬性角膜接触镜临床案例为主体,介绍验配方法和经验的实用型专著,书中大量的地形图、验配评估图、示意图和操作细节结合,内容丰富,分析详尽,用词严谨、科学,通俗易懂,可举一反三,是一本实践指导性很强的专著,可作为视光医师、临床眼科医师、医学院校学生、验光师学习和工作的参考书,也为医学院校的教师和科研人员提供参考。本书中收集的案例时间跨度大,有些早期的案例由于当时设备配置不足,照片清晰度不太好,或者患者未能提供外院的电子版地形图照片,造成一些图片质量不佳,但好在对验配和诊断评估影响不大,希望大家谅解。

　　本书中大量的特殊病例和相关临床图片由唐志萍博士拍摄和收集,并在后期做了大量的整理、编写工作。天明视光的视光医生和验光师团队对相关病例做了大量的资料采集和后续复查跟进。人民卫生出版社编辑对本书做了悉心的指导。本书凝聚了许多人的智慧和心血,在此感谢大家的辛勤劳动。

梅　颖

2015 年 6 月

目 录 ▪▪▪▪▪

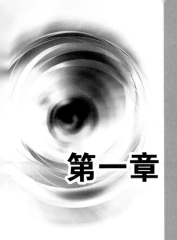

第一章　球面设计 RGP 验配案例

硬性高透气性角膜接触镜 RGP（Rigid Gas Permeable Contact Lens），是指使用高透氧材料制作的硬性角膜接触镜。因其材质的高透氧特性而具有"会呼吸的隐形眼镜"的美誉。

一、RGP 的优势

与软性角膜接触镜相比，RGP 有以下明显的优势：

1. 高透氧性　其透氧性高，是一般软镜的 4～5 倍，长期配戴可以最大限度地避免因缺氧造成的角膜损伤。

2. 泪液交换充分　由于直径小，镜片易随着瞬目在角膜表面活动，使新鲜泪液不断进入镜片下，将含有细菌、蛋白质残渣等代谢废物的泪液交换出来，同时冲洗镜片后表面、保持角膜组织清洁，维持角膜正常的生理代谢。

3. 不含水性　和软镜相比，RGP 还有个很大的特点——不含水。因而，灰尘、细菌、蛋白质和代谢废物等物质不会被吸入镜片内，大幅减少感染风险。

4. 成像质量高　RGP 成型性好，不易变形，可以在角膜表面形成高质量的屈光面，获得极高的成像质量。对于高度角膜散光、高度屈光不正，甚至圆锥角膜、角膜外伤、角膜瘢痕等的屈光矫正效果远远优于框架眼镜和软性角膜接触镜，这也是 RGP 最大的优势。

二、RGP 的设计分类

依据日常工作运用，我们将 RGP 依据中央光学区设计不同分为两个大类：球面 RGP 和复曲面 RGP 两大类。本章介绍第一大类球面 RGP 的应用案例，第二大类复曲面 RGP 的应用将在下一章节介绍。

球面 RGP 指镜片光学区后表面为球面，即镜片光学区后表面曲率，即基弧，是唯一的。这种设计对正常角膜和 3.00D 以内的角膜散光有很好的矫正效果。

此类 RGP 中，为了使镜片边缘与角膜逐渐平坦的周边匹配，设计时，镜片的边缘也逐渐平坦化。如果镜片边缘的曲率变化是由多个曲率半径逐渐变大的弧段构成，在后表面形成多个节点，就称为超多弧设计；如果镜片边缘的曲率变化是连续、渐变的就称为双非球面设计。所以，我们平时说的超多弧设计和双非球面设计，是按镜片边缘设计不同来分类的，但中央光学区都属于球面 RGP。RGP 的分类总结如图 1-0-1。

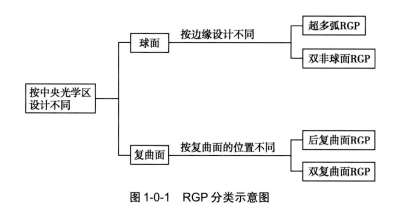

图 1-0-1 RGP 分类示意图

三、RGP 的配戴者选择

配戴者的科学选择和教育是 RGP 配戴成功的前提。各种类型屈光不正患者均可以是 RGP 的配戴者，但以下屈光不正患者如选择 RGP，则失败的可能性比较大：①长期而成功的软镜配戴者；②间歇配戴隐形眼镜者，如仅使用隐形眼镜做户外活动或社交活动者。而以下屈光不正者则特别适合配戴 RGP：①从未戴过任何隐形眼镜的屈光不正的少年儿童；②中、高度散光者；③因角膜问题或疾病而影响视力者，如圆锥角膜、角膜移植或角膜屈光术后者等。

四、RGP 的基本验配程序

1. 病史　了解配戴者的配戴历史、配戴目的、全身健康状况、工作性质和环境等，明确配戴者的主动性，以预见未来成功的可能性。

2. 眼部健康检查　主要使用裂隙灯显微镜等检查器械，检测角膜、眼睑、结膜、前房、晶状体等健康状况，泪液和泪膜的检查也不可忽略。

3. 验光　通过验光确定就诊者是否适合配戴 RGP；有助于 RGP 类型的合理选择；确定镜片的度数。

4. 角膜曲率检查　角膜曲率是镜片基弧选择的参考，可以计算角膜散光量，也可发现角膜形态的异常，如角膜不规则散光、角膜瘢痕等。

5. RGP 试戴和试戴评判　使用一套完整的试戴镜片，根据配戴者的角膜曲率和角膜情况选择试戴镜片，根据镜片在眼中的荧光图形评判和镜片活动评判，进行试戴镜片调整，直至镜片基本与角膜匹配，该试戴镜片的参数即为该配戴者预定的镜片参数。

6. 戴镜验光　戴镜验光，或称片上验光，在已确认合适试戴镜片参数的配戴基础上，通过片上验光，获得预定镜片的最后光度。

7. 预定镜片　填写有关 RGP 镜片的预定参数，向 RGP 生产厂家预定。

8. 配戴者教育　①让配戴者理解 RGP 需要一定的配戴适应过程；②指导采取科学的配戴方法；③正确护理镜片；④对可能发生的问题的认识以及紧急处理方法。

本章通过 8 个案例来说明球面设计的 RGP 验配技巧和要点。

第一节 片上验光未做好最大正镜最佳视力造成过矫正案例

一、临床案例

男，10岁，屈光不正，验配RGP。检查结果见表1-1-1。

表 1-1-1 基础视光检查资料

眼别	电脑验光结果	复光全矫验光和矫正视力	角膜曲率	可见虹膜直径 mm
右	0.00DS	PL—1.2		
左	+2.75DS-2.50DC×175	+2.00DC×90—1.2	42.375/7.96@180 45.75/7.37@90	10.8

右眼正视，未做进一步检查。

验光师做左眼RGP验配，使用试戴片：基弧8.0mm，光度 -3.00D，直径9.2mm。片上验光：+3.00DS—1.0，近视力0.8，定片参数为：8.0/0.00/9.5。

二、案例分析

1. 从电脑验光看，左眼是一个单纯性远视散光。相比较，散瞳后复光的散光量较电脑验光低，估计是散光欠矫正了。

2. 从角膜曲率测量值看RGP的基弧与平K值吻合。

3. 由于RGP可以通过泪液镜矫正负的角膜散光，假设戴镜后角膜散光被矫正，按电脑验光或散瞳后复光结果应该是残余球镜度 +2.00～+2.75DS。但验光师给的度数是0。所以可判断验光师在试戴片上验光时没按最大正镜最佳视力（maximum plus to maximum visual acuity，MPMVA）原则做好验光，造成远视欠矫正。

结果，我们约患者回来复验后，同样的试戴片，片上验光结果为：+4.50DS—1.0，定片为 8.0/+1.75/9.5，前后两次定片结果光度相差1.75D。

三、案例小结

1. 远视RGP的验配，在流程上与普通RGP相同，但需要注意：目前市场上多使用负度数的试戴片。采用负度数试戴片对远视眼做RGP验配时，会产生比裸眼更多的正度数。所以，试戴片上验光时，要特别注意MPMVA的原则，避免远视欠矫正。否则容易造成远视性离焦而促进近视。

2. 远视的镜眼距离换算要按正值来计算，也就是换算了镜眼距离后，正光度会增加，换算时一定要注意。

3. 本案是单纯性远视散光，很多验配师会认为，RGP能通过泪液镜自动矫正其角膜散光，所以定片的光度应该是0，这是错误的。在理想的配适状态下，RGP矫正的是负的角膜散光，而不是正的，所以，遇到这个情况，可以把单纯性远视散光变换为负柱镜的形式，产生的正球镜度数作为定片光度的参考判断。

第二节 从 RGP 定片光度看配适

一、临床案例

女，20 岁，验配 RGP 两周，自觉有眼干涩、压迫感、眼红症状来诊。荧光染色评估发现双眼 RGP 配适偏紧。回顾验配时的检查记录见表 1-2-1：

表 1-2-1 基础视光检查资料

眼别	电脑验光结果	全矫验光结果和全矫正视力	角膜曲率	角膜散光
右	−2.62DS−1.00DC×175	−2.50—1.0	42.75/7.91@90 41.625/8.10@180	1.125D
左	−2.75DS−2.50DC×175	−2.50—1.0	42.75/7.9@90 41.625/8.09@180	1.125D

验光师给双眼均使用基弧：8.0mm，光度 −3.00D，直径 9.2mm 的 RGP 试戴片试戴。试戴片上验光和矫正远视力：双眼均 0.00—1.0；所以当时定片参数为：8.0/-3.00/9.2。

二、案例分析

角膜散光均为：42.75 − 41.625 = 1.125D，选择球面设计的普通 RGP 是可行。

双眼平 K 都是 41.625/8.10@180，这样的低度角膜散光，按 RGP 的选片原则，基弧应该基本上与平坦 K 一致，8.1mm。但验光师却给 8.0mm 偏紧的试戴片试戴。偏紧的 RGP，会形成正泪液镜，所以定片使用的光度 −3.00D 比主觉验光的 −2.50D 度数高来抵消产生的正泪液镜效果。

一般来说，基弧每收紧 0.1mm，形成正泪液镜，要用 −0.50D 来抵消；反之亦然，基弧每放松 0.1mm，形成负泪液镜，要用 +0.50D 来抵消。本案中给的定片光度，正好较主觉验光高 −0.50D。所以从基弧的选择分析，可以初步考虑配适过紧。结合染色评估，确认配适过紧。我们调整基弧，放松重定片后，配适满意，症状消失。

在不考虑大的角膜散光的情况下，如果 RGP 是理想的平行配适，并采用接近平坦 K 作为基弧时（图 1-2-1），会有以下特点：

（1）在较陡峭的子午线上，角膜散光由 RGP 的泪液镜矫正，在平坦的子午线上平行配适，不产生泪液镜效果，所以，片上验光追加后，定片的 RGP 光度会与框镜处方球镜部分镜眼

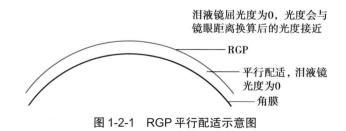

图 1-2-1 RGP 平行配适示意图

距离换算后的光度接近。可以理解为,平行配适的 RGP 效果与软性接触镜一样,光度由框镜矫正屈光度按镜眼距离换算而来。

举例说明:主觉验光 -5.00DS-0.75DC×180—1.0,曲率 7.8/43.25@180 7.67/44.00@90。角膜散光 0.75D,如果选择平坦 K7.8mm 为基弧的平行配适,垂直方向产生负泪液镜矫正了 0.75D@90 的角膜散光,则 RGP 的定片光度会是在 -5.00 的镜眼距离转换值 -4.75D 附近,即使用 -4.00D 的试戴片时,片上验光也应该在 -0.75D 附近。如果不是上述情况,则可能验光或者配适有问题。

(2)如果镜片配适偏紧,产生正泪液镜,片上验光时需要额外的负光度来抵消产生的正泪液镜效果(图 1-2-2),所以,定片的 RGP 光度会比框镜处方球镜部分镜眼距离换算后的光度更"负"。

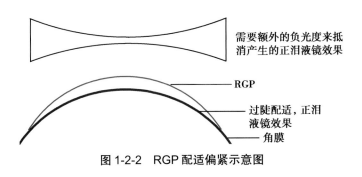

图 1-2-2 RGP 配适偏紧示意图

还是上面的例子:主觉验光 -5.00DS-0.75DC×180—1.0,曲率 7.8/43.25@180 7.67/44.00@90,角膜散光 0.75D,如果基弧选择偏陡,如 7.7mm(43.83D),理论上会产生 43.83D(7.7mm)-43.25(7.8mm)=0.58D 的正泪液镜。此时,如果 RGP 的定片光度是 -5.25D 比框镜处方球镜部分镜眼距离换算后光度高,说明该配适偏陡。

(3)如果镜片配适偏松,产生负泪液镜,片上验光时需要额外的正光度来抵消产生的负泪液镜效果(图 1-2-3),所以,定片的 RGP 光度会比框镜处方球镜部分镜眼距离换算后的光度更"正"。

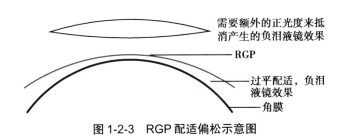

图 1-2-3 RGP 配适偏松示意图

还是这个例子:主觉验光 -5.00DS-0.75DC×180—1.0,曲率 7.8/43.25@180 7.67/44.00@90,角膜散光 0.75D,如果基弧选择偏平坦,如 7.9mm(42.72D),理论上会产生 43.25(7.8mm)-42.72D(7.9mm)=0.53D 的负泪液镜。此时,如果 RGP 的定片光度是 -4.25D,比框镜处方球镜部分镜眼距离换算后光度低,说明该配适偏平坦了。

5

三、案例小结

1．从 RGP 的定片光度与框架屈光矫正的差异分析，可以作为配适情况估计和判断的参考：

（1）RGP 光度与框镜处方球镜部分镜眼距离换算后的光度接近——平行配适。

（2）RGP 光度比框镜处方球镜部分镜眼距离换算后的光度更负——过陡配适。

（3）RGP 光度比框镜处方球镜部分镜眼距离换算后的光度更正——过平配适。

2．如果角膜散光偏大时，需要使用比平坦 K 更陡些的基弧，则理论上，定片光度会比框镜处方球镜部分镜眼距离换算后的光度高。

3．每 0.1mm 的基弧变化，对应 0.50D 的光度变化。

注意：如果角膜散光较大（3.00D 以上），RGP 在角膜上定位会变差，在较陡子午线方向镜片不再定位于中心，泪液镜会复杂化，而上述原则可能会失效。当然，3.00D 以上角膜散光，也不宜适用普通球面设计的 RGP，而需要复曲面设计了。

第三节　RGP 的直径选择

很多验光师询问，角膜直径过大或者过小的顾客，如果选择 RGP 的直径？RGP 的直径和配适状态有什么关系？

一、RGP 的配适目标

我们先看看 RGP 的配适目的，理想的 RGP 配适应该是：

（1）获得良好的稳定性，镜片不容易脱出或移位。

（2）良好的镜片活动、良好的泪液交换。

（3）避免对角膜的过大或集中的压力而造成角膜损伤。

所以，只要能达到良好配适的目的，直径的大小都是相对的，是可以接受的。

二、RGP 直径与镜片定位和活动度

1．RGP 直径和镜片定位的关系　常规的 RGP 直径从 8.5～9.6mm 不等。一般说来，基弧陡时，配戴时镜片的重心会更加向角膜后方靠近而获得相对的镜片稳定，所以一般陡的基弧我们可以做相对小的直径。以某品牌的 RGP 为例，其直径范围从 8.8～9.6mm。8.8mm 直径对应的就是比较陡、曲率半径比较小的基弧；反之，基弧平时，如果还使用小直径，配戴时镜片的重心就相对靠前，因为重力作用容易下坠，所以要大一点的直径，让重心后移而获得稳定性。

图 1-3-1 中，同样是 9.0mm 直径，陡峭的 7.2 基弧的 RGP 矢高相对高，重心向角膜后方靠，配适稳定；而直径 9.0mm 不变，而基弧变到 8.0 时，矢高相对低，重心向角膜前方靠，配适稳定性差，在重力作用下容易下坠。此时，如果增加直径（图 1-3-1 中的第三个图），可以相对加大矢高，让镜片重心向角膜后方移动，同时大直径也增加眼睑夹持力，从而增加稳定性。

2．RGP 直径和镜片活动度的关系　直径小时，镜片活动好，泪液交换充分，但容易移位或掉出；镜片直径大，则戴片稳定，不容易移位或掉出，但相对镜片活动小，泪液交换差些。

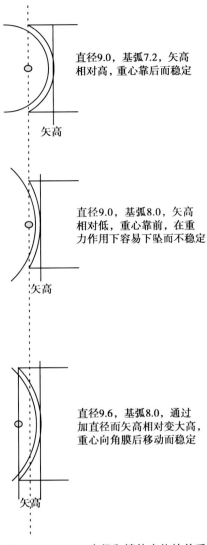

直径9.0，基弧7.2，矢高相对高，重心靠后而稳定

矢高

直径9.0，基弧8.0，矢高相对低，重心靠前，在重力作用下容易下坠而不稳定

矢高

直径9.6，基弧8.0，通过加直径而矢高相对变大高，重心向角膜后移动而稳定

矢高

图 1-3-1　RGP 直径和镜片定位的关系

三、大直径 RGP 的选择

但我们也不用怕使用大直径 RGP。在能保证合适的镜片活动度和良好的泪液交换情况下，大直径能增加配戴稳定性，减少镜片边缘感知、减少异物感。

有些针对角膜外伤、圆锥角膜等的特殊设计的 RGP 可以做到 11mm 的大直径，更复杂的甚至可以做 13mm 以上的巩膜镜。就算我们日常使用的 ROSE-K IC、PG 系列设计，直径也在 10.2～10.8 之间，而角膜塑形镜直径也常常在 10.2～11.0。所以直径大小不是问题，只要能达到良好的镜片活动及泪液交换就可以接受。

除了上述所述平坦的角膜曲率需要大直径外，还有以下几种情况也需要做相对大直径：

1. 白种人眼眶深，且眼睑遮盖上方角膜少，角膜暴露多，"上高型"眼睑多，采用小直径的睑裂间配适比较好；而中国人眼眶浅，眼睑遮盖上方角膜多（上睑轻度下垂多见），角膜暴露少,"上低型"眼睑多,采用大直径的 RGP 睑裂后配适比较好。尤其上眼睑睑压大的人,如果使用小直径,容易把镜片推挤到下方,配适更差。

2. 高度近视也需要做大直径。近视光度越高,镜片边缘越厚,为了避免过厚的边缘影响配戴舒适感,RGP 会采用缩径设计,也就缩小了光学区,容易眩光;同时,高度近视的镜片由于镜片厚重,小直径更加容易下坠。而大直径可以避免这些问题。

3. 同理,瞳孔大的人也需要做大直径以避免眩光。

第四节 不适合做 RGP 的案例

一、临床案例

女,29 岁,屈光不正,检查结果见表 1-4-1:

表 1-4-1 基础视光检查资料

眼别	电脑验光	全矫验光结果和全矫正视力	角膜曲率	角膜散光
右	−2.75DS	−2.75—1.2	46.875/7.18@87.5 43.25/7.81@2.5	3.625D
左	−3.25DS−0.50DC×175	−3.25DS−0.50DC×180—1.2	47.00/7.18@90 43.125/7.82@180	3.875D

角膜地形图见图 1-4-1 和图 1-4-2:

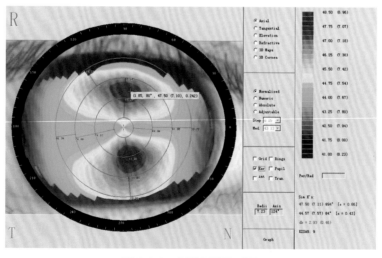

图 1-4-1 右眼角膜地形图

验光师认为此顾客角膜散光很大,应配戴 RGP,并向顾客推荐了 RGP。

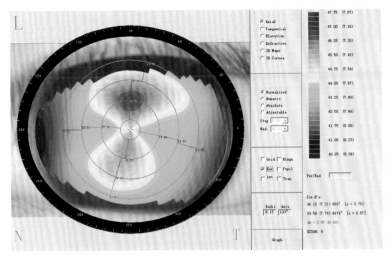

图 1-4-2 左眼角膜地形图

二、案例分析

1. 从上述数据分析此顾客角膜散光大，从角膜曲率测量值计算分别是右眼 3.62D，左眼 3.875D。而角膜地形图角膜散光为右眼 2.93D，左眼 2.57D。角膜曲率和角膜地形图检查的差异较大，从地形图看，左眼角膜地形对称性差些，所以左眼的曲率值和地形图值差异更大。

2. 电脑验光和主观验光均提示散光小，说明内在散光正好抵消了角膜散光，总散光小。此时如果给 RGP，矫正了角膜散光，反而会暴露内在散光，反而导致矫正视力不佳。所以这类人群是不适合配戴 RGP 的。可以给予框架眼镜矫正。同时要定期复查角膜地形图，观察角膜散光的变化。

依据上述分析可见：该患者不适合配戴常规 RGP。

处理：可以给予框架眼镜矫正。同时定期复查角膜地形图，排除圆锥角膜的可能。

三、案例小结

1. 角膜散光大而总散光小时，说明内在散光大，如果使用常规 RGP 矫正，则会在矫正了角膜散光后而暴露较大的内在散光，得不偿失。

2. 如一定要做 RGP 验配，可以尝试做双复曲面设计验配，第二章会有详细介绍。

3. 同时也提示：角膜塑形也要考虑类似的情况。角膜塑形后，角膜散光被塑形了，内部散光暴露，当内部散光高的时候就会影响塑形后的日间裸眼视力。

第五节　RGP 复查时片上验光引起的误解案例

一、临床案例

一个家长来电投诉，她孩子配戴 RGP 一年半，复查时近视增加了 150 度，对 RGP 的效果不满意，认为配了如此"昂贵、高档"的 RGP，近视不应该增加如此快。

孩子 12 岁，因为角膜散光 2.00D，一年半前在验光师建议下验配 RGP。今天复查，荧光染色评估配适满意，戴镜查视力双眼仅 0.4；戴镜验光双眼都需要追加 −1.50DS—0.8。家长认为，近视度数增加了 150 度。

耐心听完该家长的投诉后，我们建议孩子门诊复查。结果确实如上，戴镜电脑验光双眼 −1.50D，也确实需要追加 −1.50DS—0.8。

裂隙灯做荧光染色评估配适也满意，但发现镜片上有较多划痕和沉淀物（图 1-5-1、图 1-5-2），问题主要就在这里。

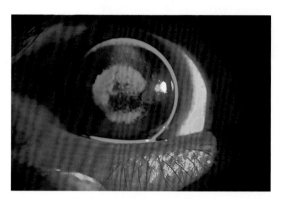

图 1-5-1　荧光评估图

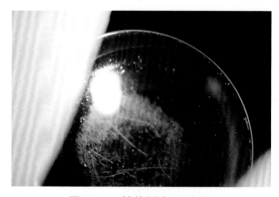

图 1-5-2　镜片划痕、沉积物

二、案例分析

1. RGP 镜片划痕，通常是由于镜片护理不当造成（如指甲刮花），很常见。配戴这样的镜片验光，就如同插片验光时使用了"毛玻璃片"一样，验光结果是不准确的，很多时候表现为过矫正。

2. 本案中镜片不仅有较多划痕，还有大量沉积污物，考虑镜片护理不当造成。当镜片内表面不光滑时，污物更容易沉积。

3. RGP 配戴时间长后，镜片有可能被角膜"塑形"而引起参数的变化。

4. 这个案例中，直接通过配戴原来的镜片验光来确定近视的度数增加或确定新镜片的光度是错误的。

5. RGP 对近视进展的控制作用并非其主要优势。本案中由于角膜散光大,使用 RGP 的目的在于能获得更好的视觉质量。近视增加与用眼习惯、强度、光照、户外活动、身体发育等多种因素相关,就算近视增加也不是因为配戴了 RGP 导致。

结果,我们采用与患者原来戴的 RGP 的基弧相同的试戴片,做片上验光结果发现近视仅增加了 0.75D,而且视力矫正到 1.0。至此,激动的母亲才平静下来。

三、案例小结

1. RGP 复查时,因为有镜片磨损和参数变化的问题,不宜直接戴原镜作片上验光。建议按流程来使用试戴片重新验配。

2. 如果需要通过片上验光来确认度数变化时,一定要裂隙灯下仔细观察有无严重镜片磨损和划痕。

第六节　RGP 塑形作用导致误认圆锥角膜案例

一、临床案例

男 24 岁,屈光不正来诊,检查结果见表 1-6-1,右眼角膜地形图见图 1-6-1。

表 1-6-1　基础视光检查资料

眼别	电脑验光	全矫验光结果和全矫正视力	角膜曲率	角膜散光
右	−2.75DS−3.00DC×180	−2.5DS−3.00DC×180—0.8	43.50(7.70mm)@180 46.75(7.38)@90	3.25D
左	−6.50DS−0.50DC×180	−6.50DS−0.50DC×175—1.0	42.25(7.81mm)@180 44.50(7.60mm)@90	2.25D

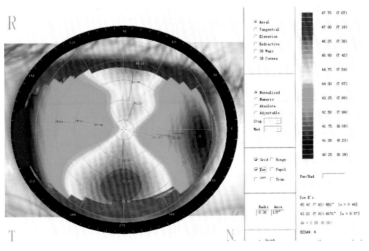

图 1-6-1　右眼角膜地形图

本案中,接诊的验光师很有心,学习过一些有关圆锥角膜地形图及诊断的文章。依据该顾客验光结果,右眼角膜散光大,给予角膜地形图检查,并从地形图的表现考虑疑似圆锥角膜,向我咨询这个诊断是否成立。

分析该案例,从地形图上看,上下方角膜曲率不对称,而且下方明显曲率较陡,是需要排除圆锥角膜。但是,我进一步追问其戴镜史发现:该患者双眼配戴 RGP 两年,此次由于镜片遗失前来重新验配。而且该顾客之前配戴的是球面设计的 RGP 镜片。

二、案例分析

1. 右眼高度角膜散光,之前一直配戴球面设计的普通 RGP 镜片。这种镜片配适的基弧是以平坦 K 为基础验配的,会使得角膜垂直方向上陡峭的角膜曲率平坦化,即产生了角膜塑形作用。因此地形图所示垂直方向平坦化,所以角膜曲率计测量角膜散光 3.25D。而地形图 simk 值是模拟值,相对被平均化,所以被平坦化的曲率值"拉低",导致垂直方向上 simk 小于角膜曲率测量值。

2. 地形图表现,下方角膜曲率陡。这是原来 RGP 偏高位配适的结果,使镜片在偏上方的位置对角膜垂直方向"塑形"、平坦化;而下方,相对没有镜片压力而表现曲率陡峭。

至此,可以确认这是由于 RGP 的角膜塑形作用造成的"角膜不对称",而不是圆锥角膜倾向。我们让顾客 3 周后再来复诊。

3 周后复查地形图的结果见图 1-6-2,显示地形图蝴蝶对称性好,进一步确认这不是一个圆锥角膜。

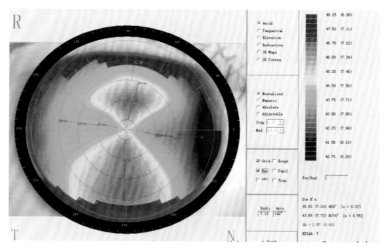

图 1-6-2　停戴 RGP 3 周后的地形图

三、案例小结

1. 高角膜散光采用球面设计的普通 RGP 镜片配戴时,对角膜有塑形作用。如果要重验配时,需要停戴 RGP 镜 3～4 周,待角膜塑形塑形作用消除,回复到原始状态。

2. 3.00D 以上的高度角膜散光,采用球面设计的普通 RGP 镜片(包括超多弧设计和双非球面设计),会形成明显的角膜塑形作用。角膜散光越大,镜片对陡峭曲率的压力和塑形作用越大。且镜片会在平坦 K 值轴线上的角膜缘形成较大压力,长时间配戴容易角膜云翳(甚至角膜斑翳)、角结膜激惹表现。同时陡峭 K 值轴线上镜片边缘翘起会过多,导致异物感、角膜干燥、上皮着色。

3. 当角膜散光超过 3.00D 时,要采用复曲面设计的 RGP。以此避免过多的角膜塑形作用带来的不良并发症。

4. 这样的 RGP 配戴者验光时会发现其散光暂时性的降低,而随着停戴后,塑形效应减弱,逐渐回弹,散光会逐渐增加回复原来的状态。此时不可急于验光,要等地形图恢复初始检查时的状态才可再行验配。

第七节 巧用高屈光度 RGP 试戴片案例

一、临床案例

男,24 岁,欲 2 天后参加公务员体检来配镜。体检要求矫正视力达到 0.8 以上,而顾客戴的框架眼镜视力仅矫正到 0.4。

检查结果见表 1-7-1。

表 1-7-1 基础视光检查资料

眼别	原镜戴镜远视力	原镜戴镜近视力	全矫验光结果和全矫正视力	角膜曲率	角膜散光
右	0.4	0.8	$-10.75DS-3.50DC\times180$—0.8^-	42.00@180/45.50@90	3.50D
左	0.4	0.8	$-10.50DS-3.75DC\times180$—0.8^-	41.75@180/45.50@90	3.75D

眼底检查显示豹纹状眼底,黄斑中心凹反光正常。

二、案例分析

1. 原镜戴镜近视力可,眼底检查除豹纹状改变外未见明显异常,提示远视力应该是可以矫正到 0.8 的。主观验光矫正 0.8^-,考虑是框架眼镜的成像质量缺陷造成。

2. 顾客要求 2 天后参加体检时要有眼镜能使之能通过矫正视力 0.8 以上的要求。此案例无论验配框架眼镜还是 RGP 都需要订做而定制周期长,无法 2 天内完成。

处理结果:

我们使用 −10.00DS 的 RGP 试戴片,并在此试戴片上再验配一低度数框架眼镜来获得 0.8 以上的矫正视力满足顾客的体检需求。

结果我们通过试戴后,试戴片上验光:

OD −0.25DS—1.0^+

OS −0.25DS—1.0^+

仅使用试戴片时,双眼视力矫正到 0.8^+ 已能满足顾客需求,也不必在验配低光度的框架眼镜了。

最终在预定正式 RGP 的同时,顾客通过配戴试戴片顺利通过了体检。

三、案例小结

灵活使用 RGP 试戴片,尤其是高屈光度的试戴片,可以处理体检等要求快速获得视力矫正的顾客需求。

第八节 增加 RGP 镜片直径解决镜片稳定性失败案例

一、临床案例

女,25 岁,视力下降十余年,从未戴过眼镜,希望配镜提高视力。到我们视光中心检查。检查结果见表 1-8-1。

表 1-8-1 基础视光检查资料

眼别	裸眼视力	全矫验光结果和全矫正视力	角膜曲率	角膜散光
右	0.06	−14.00DS−2.50DC×10—0.4⁻	41.12/8.20@10 45.00/7.50@100	3.88D
左	0.06	−13.50DS−2.50DC×170—0.25	41.25/8.17@175 45.00/7.50@85	3.75D

眼睑形态:上低型,上睑内翻倒睫。

综合上述检查诊断:高度近视高度散光。

处理:建议配戴 RGP,但应先到眼科行倒睫治疗。

患者接受验光师建议到眼科做倒睫手术 3 个月后,返回我们视光中心检查验配 RGP。

定片参数:右眼:基弧:8.10mm,光度:−12.00D,直径:9.6mm;左眼:基弧 8.00mm,光度:−12.00,直径:9.6mm。

镜片配戴后,双眼戴镜视力均为 0.4。配适评估:镜片移动为眼睑控制,静态配适为哑铃状,边弧 0.4mm。

两周后,患者自述左眼镜片自然脱出眼睑而遗失。验光师再次检查评估,基弧合适,评估满意。认为镜片配戴不稳定是直径问题,所以加大直径至 9.9 定片,参数基弧 8.00mm,光度:−12.00D,直径:9.9mm。

患者配戴一天又出现镜片掉出问题,并诉戴片舒适度差。改用超多弧镜片试戴,收紧基弧后,配适稍紧可接受,边弧可,重订片参数为:基弧:7.95mm,光度:−12.00D,直径 9.5mm,戴镜视力 0.5。戴片半年后回访,情况稳定,舒适度好。

二、案例分析

1. 患者眼睑形态上低型,上睑内翻倒睫。而且上睑内翻倒睫矫正术后才来验配 RGP,说明上睑张力大,所以在评估时表现为"眼睑控制"的镜片活动情况。

2. 加直径到 9.9mm 后,上睑张力大对镜片的"抓持力"也变大,会造成镜片在瞬目的"眼睑控制"过程中活动度加大,下方镜片边缘翘起多,而舒适度差。

3. 在边缘翘起增加和舒适度差的情况下,镜片就很容易瞬目时掉出。

4．重新定片后，直径缩小到 9.5，同时收紧后，减少了上睑对镜片的"抓持力"，并减少了边缘翘起，提高戴镜舒适度，镜片就不容易掉出。

5．本案角膜散光大，如果患者能接受双复曲面设计的 RGP 会获得更好的配适效果。复曲面设计会使上下方的翘起减少，提高稳定性和舒适度。

三、案例小结

1．眼睑形态和眼睑张力对 RGP 的定位非常重要，镜片的定位对患者的舒适度及适应性上有很大影响。

2．上眼睑张力大时，常常会对镜片"抓持力"大，造成"眼睑控制"的镜片活动情况，可以通过尝试缩小直径和稍收紧基弧的方法来解决。

3．RGP 直径的选择，需要考虑多种因素。并不是直径越大，镜片定位就越好。具体要根据患者的眼睑形态及角膜直径来决定镜片的直径问题。而镜片的稳定定位是由镜片基弧，直径，眼睑张力、位置，镜片度数（厚度、重量）等多种因素共同决定的，当我们遇到镜片定位不稳定，配适不良时要多角度考虑寻找原因。

4．RGP 是高度近视矫正的首选光学工具。

（梅　颖）

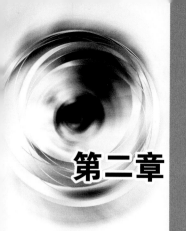

第二章 复曲面设计 RGP 验配案例

当角膜散光较大时，角膜呈外观类似橄榄球的椭球面。此时，球面设计的 RGP，戴在这样一个"橄榄球"表面时，就容易出现镜片配适不良、镜片稳定性差、边缘翘起大，戴镜舒适度差，镜片容易掉出的情况。这种情况下，球面设计的 RGP 不再适合，我们需要一种橄榄球形的、与椭球面角膜相互契合的 RGP，这就是复曲面（也称环曲面、toric 设计）RGP。

复曲面 RGP，在两条主子午线上分别有不同的基弧，所以有两个基弧值，形成内表面复曲面形态，与角膜的复曲面形态拟合，可避免过大的边缘翘起，提高镜片中心定位、稳定性和戴镜舒适度。根据复曲面设计在镜片表面的位置，分为后复曲面设计和双复曲面设计：后复曲面 RGP 仅镜片后表面是复曲面，而双复曲面 RGP 镜片前后表面都是复曲面。复曲面 RGP 与球面 RGP 的分类关系，可参考第一章的图 1-0-1。

本章通过 7 个案例，介绍复曲面 RGP 的验配方法和验配技巧。

第一节 后复曲面 RGP 参数的计算案例

后复曲面 RGP 有下述特点：

1. 后复曲面设计适用于 总散光主要由角膜散光构成的患者。

2. 后复曲面 RGP 有两条不同数值的基弧，分别代表平坦和陡峭主子午线，而球面设计的 RGP 仅一个基弧。

3. 按后复曲面 RGP 的设计原理，复曲面设计在 RGP 后表面，该设计与角膜散光的形态对应"贴合"，使镜片后表面与角膜形态匹配来矫正角膜散光。

4. 角膜散光越大，后复曲面 RGP 的"契合"越紧密，契合力越大，镜片也越不容易在角膜表面旋转，越稳定；反之，角膜散光小，镜片的契合力小，容易在角膜表面旋转而不稳定，矫正视力和视觉质量变差。所以后复曲面 RGP 要求具备一定量的角膜散光，以获得镜片稳定的配适效果。

5. 角膜散光大于 2.00D 时，才可验配后复曲面 RGP。角膜散光小于 2.00D 时，常规球面设计 RGP 已经可以很好地解决角膜散光了。

一、临床案例

本节以一个 22 岁的角膜散光患者的验配过程为例，介绍计算后复曲面 RGP 定片参数的方法：

男,22岁,检查结果见表2-1-1。

表 2-1-1 基础视光检查资料

眼别	裸眼视力	电脑验光	全矫验光结果和全矫正视力	角膜曲率	角膜散光	角膜直径
右	0.1	−6.25DS−3.50DC×178	−6.00DS−3.50DC×180—0.6	43.25/7.80@180 46.75/7.2@90	3.50D	11.3
左	0.1	−5.75DS−4.75DC×179	−5.50DS−4.50DC×10—0.5	43.00/7.84@10 47.00/7.20@100	4.00D	11.4

双眼角膜地形图"蝴蝶"形态基本对称,见图2-1-1和图2-1-2。

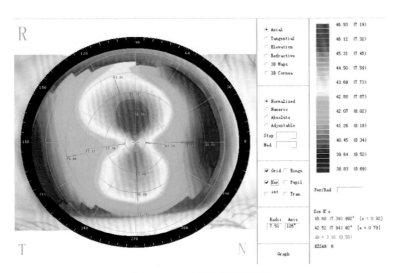

图 2-1-1 右眼角膜地形图

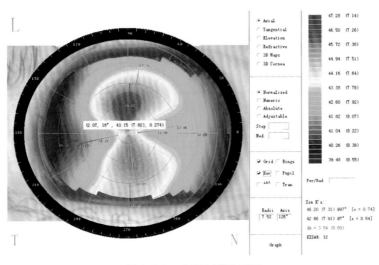

图 2-1-2 左眼角膜地形图

二、后复曲面 RGP 的计算

为方便理解，我将计算过程分解为以下 8 个步骤：

第一步，确认验光结果是以负柱镜形式记录，如果不是，处方将转换为负柱镜形式。

第二步，计算角膜散光，判断是否适用后复曲面设计：本案角膜散光大，分别是右眼 3.50D；左眼 4.00D，均大于 3.00D，适合选择后复曲面设计 RGP。

第三步，计算内散光：对双眼的框架镜验光处方做光学十字分解：右眼 −6.00D@180 −9.50D@90　左眼：−5.50D@10　−10.00D@100；再做镜眼距离换算：右眼 −5.60D@180 −8.50@90　左眼：−5.16D@10　−8.93D@100；获得角膜前顶点平面总散光为：右眼 −8.50−(−5.60)=−2.90D，左眼 −8.93−(−5.16)=−3.77D。

角膜前顶点平面总散光分别为 −2.90D 和 −3.77D，从角膜曲率看双眼内散光为：右眼 (−2.90)−(−3.50)=0.60D；左眼 (−3.77)−(−4.00)=0.23D。内散光不大，角膜散光矫正后，暴露的内散光小对视力矫正影响不大，再次确认可以采用后复曲面 RGP 设计。

第四步，确定后表面复曲面的平坦基弧：

本例中右眼角膜曲率平 K 为 43.25D，角膜地形图 simK 为 42.52D（e 值 0.79），考虑到高 e 值，采用上述两者的平均值再平坦 0.25D：(43.25+42.52)/2−0.25=42.64D 做平坦基弧的屈光度；左眼角膜曲率平 K 为 43.00D，角膜地形图 simK 为 42.66D（e 值 0.64），考虑到 e 值偏高，采用上述两者的平均值再平坦 0.125D：(43.00+42.66)/2−0.125=42.71D 做平坦基弧的屈光度。

注意，角膜曲率和地形图 simK 测量结果常常不完全相同，这种情况，我们的处理的经验是：E 值很高（>0.7）时，采用角膜曲率和地形图 simK 的平均值再平坦一些（0.25D～0.50D）的屈光度作为基弧；当 E 值正常或低（<0.6）时，采用平均值作为基弧。

第五步，确定后表面复曲面的陡峭基弧。采用公式计算：陡峭基弧 = 平坦基弧 +2/3 × （角膜散光量）。所以右眼的陡峭基弧屈光度为 42.64+2/3 × 3.50=44.97D；左眼的陡峭基弧屈光度为 42.71+2/3 × 3.77=45.22D，左眼角膜散光取地形图和角膜曲率测量值的均值 (4+3.54)/2=3.77D。

第六步，确定镜片的屈光度数。因为 RGP 是接触镜，需要考虑镜眼距离的转换，所以，验光处方中的球镜部分做镜眼距离转换后，就是后复曲面 RGP 镜片的屈光度数。

本例计算，右眼 −6.00D 镜眼距离转换后为 −5.50D，左眼 −5.50D 镜眼距离转换后为 −5.00D。

注意，角膜散光已由后复曲面与角膜契合自动矫正，无需处理。

第七步，确定镜片光学区和直径。

后复曲面的标准片，适合多数角膜形态特点，直径为 9.2～9.3mm 之间，光学区直径在 7.8～7.9mm 之间。

本例：角膜地形图上的 Gird 标尺显示，双眼角膜散光的"蝴蝶"形态在 7.0～7.2mm 区间范围内，角膜直径为 11.4mm 无特殊。所以该定片选择镜片直径 9.2mm，光学区 7.2mm。本例角膜地形图"蝴蝶"小，所以相应缩小光学区；反之如果是"蝴蝶"大则扩大镜片直径和光学区。基本原则是光学区覆盖住"蝴蝶"。

注意：如果直径需要扩大或缩小，基弧要做相应变化。原则如下：直径每扩大 0.3～

0.4mm，两主子午线基弧放松 0.03～0.04mm，反之亦然，直径如果缩小，基弧则收紧。在标准片基础上加减直径时要注意换算。

第八步，确认处方参数：

本例依据上述计算，相关参数为：

右眼：平坦基弧 42.64，陡峭基弧 44.97，光度 −5.50D，镜片直径 9.2mm，光学区 7.2mm。

左眼：平坦基弧 42.71，陡峭基弧 45.22，光度 −5.00D，镜片直径 9.2mm，光学区 7.2mm。

为了方便书写，上述处方缩写为：

右眼：42.64/44.97 −5.50 9.2/7.2

左眼：42.71/45.22 −5.00 9.2/7.2

把屈光度转换为曲率半径，即获得定片参数：

右眼：7.92/7.51 −5.50 9.2/7.2

左眼：7.90/7.46 −5.00 9.2/7.2

镜片到货，戴镜评估：偏紧可接受，患者戴镜主观舒适度佳，矫正视力右眼 1.2，左眼 1.2。戴片 2 个月后复查，患者配戴舒适度好，角膜正常，无着色。评估图如下（右眼图 2-1-3，左眼图 2-1-4）：

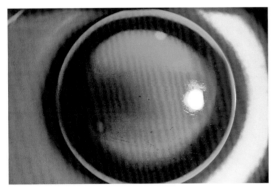

图 2-1-3　右眼定片荧光评估图

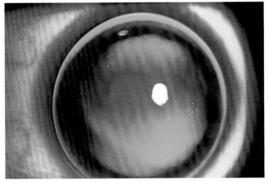

图 2-1-4　左眼定片荧光评估图

三、案例小结

1. 角膜散光要≥2.00D 才能做后复曲面 RGP 验配。角膜散光＜2.00D 时，后复曲面 RGP 镜片稳定性差、旋转，视力矫正效果差、舒适度差。

2. 角膜散光在 2.00～3.00D 者可以使用常规球面设计，也可使用后复曲面 RGP。角膜散光在 3.00D 以上者，建议做复曲面 RGP。

3. 内在散光，指角膜散光与眼睛总散光的差，临床上是将换算后的角膜前顶点平面散光（角膜面为原点的眼总散光）和角膜曲率测定的散光（角膜散光）的差值作为内在散光值，即角膜前表面以外的眼内散光。所以计算子午线屈光力大于 4.00D 的框架处方时，要对框架处方换算镜眼距离后再计算其内在散光。

4. 遇到角膜曲率和角膜地形图 simK 不一致的情况，应参考 E 值，E 值高时要选择偏平的基弧，否则容易配适过紧。

5. 首先要转换为负柱镜处方形式后再做计算，运用正柱镜处方会导致计算错误。

6. 陡峭基弧 = 平坦基弧 + 2/3 × (角膜散光量)，注意是角膜散光，而不是总散光。

7. 计算陡峭基弧时注意，角膜曲率计和角膜地形图计算出来的角膜散光会有不同，可以根据 E 值大小，取平均值，或比平均值平坦些的数值。

8. 注意镜眼距离的光度换算。

9. 角膜地形图 gird 标尺测量的"蝴蝶"范围，可作为镜片光学区直径的参考。

10. 多数后复曲面的荧光评估图，会表现出偏紧可接受的状态；偏松状态容易镜片旋转而影响视觉质量。

11. 角膜地形图显示"蝴蝶"高度不对称时，后复曲面 RGP 会在角膜上偏位和不稳定，不适用此方法。

第二节 案例说明双复曲面 RGP 临床应用适应证

一、临床案例

女，21 岁，自述自幼诊断右眼"弱视"，来我们视光中心检查，结果见表 2-2-1，右眼角膜地形图见图 2-2-1。

表 2-2-1 基础视光检查资料

眼别	裸眼视力	电脑验光	全矫验光结果和全矫正视力	角膜曲率	角膜散光
右	0.2	+0.50DS−3.00DC×180	+0.75DS−3.00DC×180—0.6	39.25@180 41.25@90	2.00D
左	0.2	−2.75DS−0.75DC×175	−2.75DS−0.50DC×175—1.0	40@180 40.875@90	0.875D

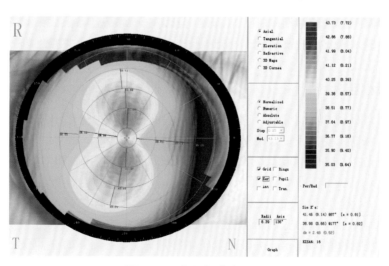

图 2-2-1 右眼角膜地形图

验光师尝试了右眼双非球面设计的 RGP 试戴片，给球镜追加光度后视力仅能矫正到 0.5，残留 −1.25DC 散光，片上再给 −1.25DC 散光矫正后，视力矫正到 0.8。

左眼双非球面设计的 RGP 试戴片配适理想,视力矫正 1.0⁺,无特殊。

二、案例分析

1. 右眼为高散光,从主观验光结果看,视力矫正仅 0.6,考虑该结果是框架眼镜相差大、成像质量差造成,所以弱视诊断欠妥当。

2. 本例散光构成:角膜散光 2.00D,总散光 3.00D,有 1.00D 内在散光。由于球镜度数为 +0.75DS,比较小,因此视力不好的原因主要是散光造成。由于双眼的子午线屈光力未超过 4.00D,所以未做角膜前顶点平面散光换算。

3. 常规 RGP 矫正后,片上验光需要额外给柱镜才能提高矫正视力,说明内在散光对视力的影响大。

4. 球面设计的 RGP,矫正角膜散光但暴露了内在散光。这种情况,要考虑双复曲面设计的 RGP。

结果:我们用计算法定制了双复曲面的 RGP(具体计算法在第四节中介绍)。配适效果非常好(图 2-2-2)。

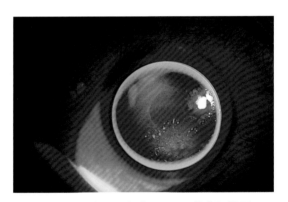

图 2-2-2　右眼双复曲面 RGP 荧光评估图

右眼视力矫正到 0.8⁺。患者多年的“弱视”阴影一扫而空。所以,本案不诊断弱视,矫正视力不佳只是由于矫正方式不合适造成的。

三、案例小结

1. RGP 对于高散光、混合散光等复杂屈光情况的矫正效果远远好于框架眼镜。临床对弱视的诊断中“矫正视力”多数是用框架眼镜来矫正的,对于复杂屈光不正,使用 RGP 矫正能获得更好的矫正视力,可以避免如本案中的“弱视”诊断,避免给家长和孩子带来不必要的心理压力。

2. 临床使用最多的球面设计 RGP,对于 2.50D 以下的角膜散光有比较好的矫正效果。但对于大的角膜散光,则需要后复曲面设计的 RGP 来获得稳定的配适。本案角膜散光大,同时还有影响到视力矫正效果的内散光,就需要使用双复曲面的 RGP 设计。通过后表面的复曲面设计来解决角膜散光和镜片定位问题,由前表面的复曲面设计来矫正内部散光。

3. 验配前,根据屈光检查的结果和散光分析,选择相应的 RGP 设计很重要。

第三节　双复曲面 RGP 处理"高度散光性弱视误诊"案例

一、临床案例

女,25 岁,自幼诊断"双眼屈光不正性弱视(子午线性弱视)"。幼时曾尝试过配镜 + 弱视训练治疗,后因无法适应框架眼镜,一直未戴镜。今到我们视光中心检查,结果见表 2-3-1、图 2-3-1、图 2-3-2:

表 2-3-1　基础视光检查资料

眼别	裸眼视力	电脑验光	全矫验光结果和全矫正视力	角膜曲率	角膜散光	角膜直径
右	0.1	−6.50DS−6.50DC×5	−6.50DS−6.50DC×5—0.6	43.00/7.85@5 47.00/7.18@95	4.00D	11.6
左	0.1	−6.75DS−7.25DC×165	−7.00DS−7.25DC×165—0.5	43.00/7.85@165 47.00/7.18@75	4.00D	11.4

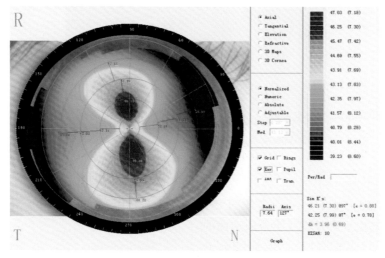

图 2-3-1　右眼角膜地形图

验光师计算内在散光,判断是否采用双复曲面设计:

对双眼的框架镜验光处方做光学十字分解:右眼 −6.50D@5　−13.00D@95　左眼:−7.00D@165　−14.25D@75;再做镜眼距离换算:右眼 −6.00D@5　−11.25@95　左眼:−6.50D@165　−12.15D@75;获得角膜前顶点平面总散光为:右眼 −6.00−(−11.25)=−5.25D,左眼 −6.50−(−12.15)=−5.65D。

角膜前顶点平面总散光分别为 −5.25D 和 −5.65D,从角膜曲率看双眼内在散光为:右眼(−5.25)−(−4.00)=−1.25D;左眼(−5.65)−(−4.00)=−1.65D。验光师推荐使用双复曲面 RGP 矫正。

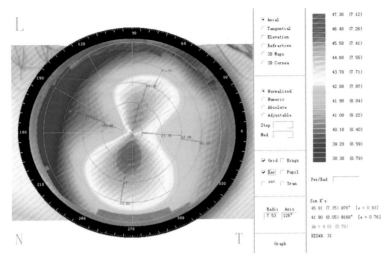

图 2-3-2　左眼角膜地形图

使用计算法计算双复曲面 RGP 参数为：（具体计算方法，在下一节详细介绍）

右眼：7.96/7.36 −6.00/−10.75 9.3/7.8

左眼：8.00/7.38 −6.50/−11.75 9.3/7.8

镜片到货后，戴镜评估满意，患者配戴舒适度好，矫正视力右眼 1.0，左眼 1.0⁻。至此可以判断，患者的"弱视"诊断不成立。

评估图如下（右眼图 2-3-3，左眼图 2-3-4）：

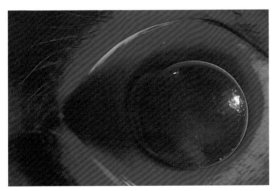

图 2-3-3　右眼双复曲面 RGP 荧光评估图

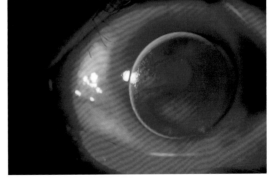

图 2-3-4　左眼双复曲面 RGP 荧光评估图

二、案例分析

使用框架眼镜矫正高度散光有下述特点：

1. 对框架眼镜来说，较大散光会造成较大的像差，光学矫正效果差，视物变形和适应困难难以避免。为提高患者配戴框架眼镜的依从性和舒适度，验光师常常欠矫散光。

2. 高度散光患者，柱镜足矫不会比欠矫明显提高视力。本例中，使用框架眼镜矫正时，给予 −3.50D 散光和 −6.5D 散光的主观感觉差别不大，视力均矫正到 0.5。足矫给患者的主观感受是"更加明亮、似乎略清晰些，但视标变形严重，头晕"，受此影响，患者会认为低度数柱镜矫正更好。

3. 对高度散光患者,框架眼镜的矫正视力常常不是"最佳矫正视力",所以本例中,患者自幼被误诊为弱视。

三、案例小结

1. 相比框架眼镜,RGP 对散光矫正效果好,视觉质量高。

2. 高度散光,框架眼镜矫正不佳时,不可急于下弱视诊断。可以尝试使用 RGP 进行矫正,即使患者不能接受配戴 RGP,试戴片也是一个很好的弱视排除诊断方法。

第四节 双复曲面 RGP 参数计算案例

双复曲面 RGP 有下述特点:

1. 当总散光由角膜散光和内在散光共同组成时,采用双复曲面 RGP 验配矫正。

2. 双复曲面 RGP 是指镜片的前后表面都是复曲面设计的 RGP。镜片后表面的复曲面设计与角膜散光的形态对应"贴合",使镜片后表面与角膜形态匹配;前表面则通过复曲面设计在镜片上形成柱镜效果,且在不同的主子午线上有不同的光度,用于矫正内在散光。

3. 由于 RGP 镜片前表面的柱镜效果需要良好的定位来保证轴向稳定,所以只有通过后表面复曲面设计与角膜散光对应"契合"的情况下,RGP 才不会在角膜表面旋转,来保持柱镜轴向稳定。

4. 由于镜片前表面的柱镜效果需要良好的定位来保证轴向稳定,因此必须通过后表面复曲面设计与角膜散光对应"契合"的情况下,RGP 才不会在角膜表面旋转,以此保持柱镜轴向稳定。

5. 角膜散光越大,与镜片的后复曲面"契合"越紧密,契合力越大,镜片越不容易旋转,柱镜轴向也稳定;反之,角膜散光小的情况下,镜片契合力小,容易在角膜表面旋转而导致柱镜轴向不稳定,视力矫正和视觉质量变差。所以双复曲面 RGP 也要求一定量的角膜散光来获得能稳定的前表面柱镜轴向。

6. 和后复曲面 RGP 一样,双复曲面 RGP 的验配,要求角膜散光要大于 2.00D。

一、临床案例

下面沿用上一节的同一个案例,介绍计算双复曲面 RGP 参数的方法,回顾案例如下:
女,25 岁,检查结果见表 2-4-1。

表 2-4-1 基础视光检查资料

眼别	裸眼视力	电脑验光	全矫验光结果和全矫正视力	角膜曲率	角膜散光	角膜直径
右	0.1	−6.50DS−6.50DC×5	−6.50DS−6.50DC×5—0.6	43.00/7.85@5 47.00/7.18@95	4.00D	11.6
左	0.1	−6.75DS−7.25DC×165	−7.00DS−7.25DC×165—0.5	43.00/7.85@165 47.00/7.18@75	4.00D	11.4

角膜地形图如下（右眼：图 2-4-1，左眼：图 2-4-2）：双眼角膜地形图"蝴蝶"形态基本对称。

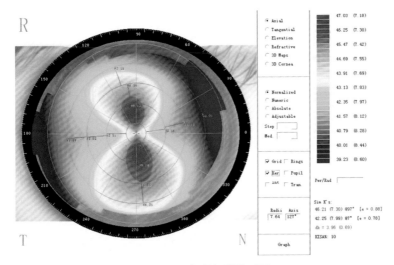

图 2-4-1　右眼角膜地形图

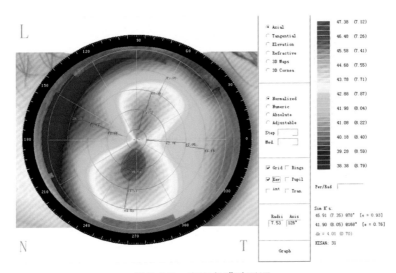

图 2-4-2　左眼角膜地形图

二、双复曲面 RGP 的计算

双复曲面 RGP 计算复杂，为方便理解，我将计算过程分解为以下 9 个步骤：

第一步，计算角膜散光，判断是否使用复曲面设计：

角膜散光大，双眼均是 4.00D，依据适应证可以选择复曲面 RGP。

第二步，计算内散光，判断是否采用双复曲面设计：

按上一节的计算，框架处方总散光分别为 6.50D 和 7.50D 的高度散光，按镜眼距离计算后，角膜前顶点平面总散光分别为 5.25D 和 5.65D，双眼均有较大内散光：右眼 1.25D；左眼 1.65D，所以我们采用双复曲面 RGP 而不是后复曲面设计。

第三步，确定后表面复曲面的平坦基弧：

　　右眼角膜曲率平 K 为 43.00D,角膜地形图 simK 为 42.25D(e 值 0.78),考虑到高 e 值,采用上述两者的平均值再平坦 0.25D:(42.25 + 43.00)/2 - 0.25 = 42.38D 做平坦基弧的屈光度;左眼角膜曲率平 K 为 43.00D,角膜地形图 simK 为 41.90D(e 值 0.76),考虑到高 e 值,采用上述两者的平均值再平坦 0.25D:(41.90 + 43.00)/2 - 0.25 = 42.20D 做平坦基弧的屈光度。

　　当角膜曲率和地形图 simK 测量结果不同时,我们的处理的经验是:E 值很高(> 0.7)时,采用角膜曲率和地形图 simK 的平均值再平坦一些(0.25D～0.50D)的屈光度作为基弧;当 E 值正常或低(< 0.6)时,采用平均值作为基弧。

　　第四步,确定后表面复曲面的陡峭基弧:

　　右眼角膜曲率陡峭 K 为 47.00D,角膜地形图 simK 为 46.21D(e 值 0.88),考虑到 e 值很高,采用上述两者的平均值再平坦 0.25D:(47.00 + 46.21)/2 - 0.25 = 46.36D 做计算基数;左眼角膜曲率陡峭 K 为 47.00D,角膜地形图 simK 为 45.91D(e 值 0.93),考虑到高 e 值,采用上述两者的平均值再平坦 0.25D:(47.00 + 45.91)/2 - 0.25 = 46.21D 做计算基数。由于在陡峭子午线上需要再放松 0.50D 预留做泪液间隙,所以右眼的陡峭基弧屈光度为 46.36 - 0.50 = 45.86D;左眼的陡峭基弧屈光度为 46.21 - 0.50 = 45.71D。

　　第五步,确定平坦基弧子午线上的屈光度基数:

　　先将处方转换为负柱镜形式后,再做光学十字分解:右眼两主子午线屈光度分别为:-6.50D 和 -6.50 + (-6.50) = -13.00D;左眼两主子午线屈光度分别为 -7.00D 和 -7.00 + (-7.25) = -14.25D。负屈光度低的对应平坦子午线,负屈光度高的对应陡峭子午线。所以,平坦基弧子午线上的屈光度基数分别是:右眼 -6.50D,左眼 -7.00D。

　　第六步,确定陡峭基弧子午线上的屈光度基数:

　　由于前面对陡峭基弧做了放松 0.50D 处理,会形成 -0.50D 的泪液镜,所以,陡峭基弧子午线上的屈光度要减去这个 -0.50D 的泪液镜来修正。因此,陡峭基弧子午线上的屈光度基数分别是:右眼 -13.00 - (-0.50) = -12.5D,左眼 -14.25 - (-0.50D) = -13.75D。

　　第七步,确定两主子午线上的屈光度:

　　因为 RGP 是接触镜,需要考虑镜眼距离的转换,所以对上述大于 4.00 的屈光度做转换后,右眼的两主子午线屈光度分别为:平坦子午线 -6.00D 陡峭子午线 -10.75D;左眼的两主子午线屈光度分别为:平坦子午线 -6.50D 陡峭子午线 -11.75D。

　　第八步,确定镜片光学区和直径:

　　双复曲面的标准片,适合多数角膜形态特点,直径为 9.2～9.3mm 之间,光学区直径在 7.8～7.9mm 之间。

　　本案从角膜地形图上的 Gird 标尺看,双眼角膜散光的“蝴蝶”形态在 7.5～8.0mm 区间范围内,角膜直径为 11.4～11.6mm 之间无特殊,所以定片按标准片设计:选择镜片直径 9.3mm,光学区 7.8mm。

　　如果角膜地形图“蝴蝶”小,则相应缩小镜片光学区;反之则扩大光学区。基本原则是光学区覆盖住“蝴蝶”。

　　注意直径每扩大 0.3～0.4mm,两主子午线基弧放松 0.03～0.04mm,在标准片基础上加减直径时注意换算。

　　第九步,确认双复曲面 RGP 处方参数:从上述计算中找到相关参数为:

　　右眼:平坦基弧 42.38,陡峭基弧 45.86,平坦基弧光度 -6.00D,陡峭基弧光度 -10.75D,

镜片直径 9.3mm，光学区 7.8mm。

左眼：平坦基弧 42.20，陡峭基弧 45.71，平坦基弧光度 −6.50D，陡峭基弧光度 −11.75D，镜片直径 9.3mm，光学区 7.8mm。

为了方便书写，上述处方缩写为：

右眼：42.38/45.86 −6.00/−10.75 9.3/7.8

左眼：42.20/45.71 −6.50/−11.75 9.3/7.8

把屈光度转换为曲率半径，即获得定片参数：

右眼：7.96/7.36 −6.00/−10.75 9.3/7.8

左眼：8.00/7.38 −6.50/−11.75 9.3/7.8

三、案例小结

1. 角膜散光必须大于 2.00D 才做双复曲面 RGP。角膜散光小于 2.00D 时，镜片稳定性差、旋转，视力矫正效果差、舒适度差。

2. 角膜散光大，同时有内散光时才适用双复曲面 RGP；内在散光小时，后复曲面 RGP 是最好的选择。

3. 计算子午线屈光力大于 4.00D 的框架处方时，要对框架处方换算镜眼距离后再计算其内在散光。

4. 由于 E 值的关系，角膜曲率和角膜地形图 simK 常常不一致，E 值高时要选择偏平坦的基弧，否则容易配适过紧。

5. 一定要先转换为负柱镜处方形式，再做光学十字分解获得主子午线的屈光度基数。在正柱镜处方下会计算出错。

6. 陡峭子午线上的基弧要放松 0.5D 提供泪液间隙。

7. 注意镜眼距离的光度换算。

8. 角膜曲率的角膜直径和 gird 标尺测量"蝴蝶"范围，作为镜片直径和光学区的参考。

9. 角膜地形图"蝴蝶"高度不对称时，双复曲面 RGP 会在角膜上偏位和不稳定，不适用此方法。

第五节　复曲面设计选择错误导致视力矫正不佳案例

一、临床案例

男，22 岁，高度散光多年，戴框架眼镜不舒适，在我们视光中心验配 RGP。检查结果见表 2-5-1、图 2-5-1 及图 2-5-2：

表 2-5-1　基础视光检查资料

眼别	裸眼视力	电脑验光	全矫验光结果和全矫正视力	角膜曲率	角膜散光
右	0.1	−4.00DS−5.00DC×5	−4.00−5.00×180—0.8⁻	7.99/42.25@180 7.46/45.25@90	3.00D
左	0.1	−1.00DS−5.75DC×175	−1.00−4.00×175—0.6⁺	8.18/41.25@180 7.44/45.375@90	4.125D

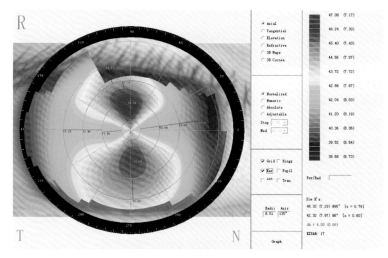

图 2-5-1　右眼角膜地形图

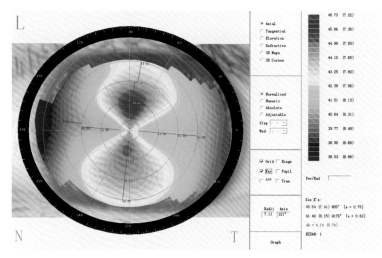

图 2-5-2　左眼角膜地形图

接诊验光师认为，角膜地形图蝴蝶对称，给做了后复曲面 RGP 设计。结果，按后复曲面设计 RGP 定片到后，戴镜评估好，但视力矫正 OD：0.6；OS：0.5，顾客因为矫正视力不理想而投诉。

二、案例分析

1. 左眼主观验光散光未足矫正　左眼主观验光结果是 −1.00DS−4.00DC×175—0.6$^+$，而电脑验光 −1.00DS−5.75DC×175，散光低矫正了约 1.5D。这是因为使用试戴框架镜做矫正时，高散光带来大的像差。欠矫正的散光与足矫正的散光相比，像差小，主观视觉舒适度会提高，而清晰度仅略有下降。此时患者会认为 −1.00DS−4.00DC×175，优于 −1.00DS−5.75DC×175，所以验光师给到的主观验光结果是散光欠矫正的。

2. 良好配适的 RGP 是没有框架眼镜这样的高散光像差的，所以，高度散光的框镜配镜原则在这里不适用。复曲面设计 RGP 是通过计算法获得镜片参数,所以我们需要准确的屈光检查数据,需要全矫正的屈光结果。本案按散光欠矫正的结果计算,导致戴镜后散光残留而视力矫正不佳。

3. 复曲面设计选择错误 实际上双眼内散光都大于 1.00D,后复曲面 RGP 矫正角膜散光后,暴露内在散光而导致矫正视力不理想。假设电脑验光仪对总散光的测量准确,按角膜前顶点平面计算分别是:右眼:-4.00DS-4.12DC×180;左眼 -1.00DS-5.25DC×175。计算右眼内散光是 -4.12-3.00 = 1.12D;左眼内散光 5.75 - 4.125 = 1.625D。也就是说,如果采用后复曲面设计 RGP 处理了角膜散光后,内散光会暴露出来,会影响矫正视力。这种情况应该选用双复曲面设计 RGP。

按上述分析,我们重新为患者做了检查,使用综合验光仪仔细确认,左眼 -1.00-5.50×175—0.8。此处方下,患者戴框架镜舒适度差,头晕、视物变形严重,但视力能矫正到 0.8。右眼用双复曲面 RGP 设计计算定片。片到评估满意,视力矫正双眼 1.0⁻。

三、案例小结

1. 使用足矫正散光进行计算。对于高散光患者,欠矫正散光时,清晰度下降不多,但舒适度提高很多,患者的反应会影响我们对光度足矫正的判断。所以做复曲面设计 RGP 时,散光矫正一定要足,以获得准确的屈光数据。注意我们不是验配框架眼镜,不用考虑高散光的框镜带来的视物变形、舒适度差等问题。

2. 内在散光大时,需要做双复曲面设计的 RGP。我们的经验是,当暴露出来的内散光大于 1.00D 时,就可能影响矫正视力,需要做双复曲面设计。

第六节 扩大光学区直径减少边缘翘起的复曲面 RGP 验配案例

一、临床案例

女,11 岁,在我们视光中心配镜,检查结果见表 2-6-1、图 2-6-1 及图 2-6-2:

表 2-6-1 基础视光检查资料

眼别	裸眼视力	电脑验光	扩瞳后复光主观验光	角膜曲率	角膜散光
右	0.1	-4.75DS-2.0DC×175	-4.50DS-2.00DC×175—1.0	7.45/45.25D@175 7.05/48.00@85	2.75D
左	0.1	-4.25DS-2.50DC175	-4.25DS-2.50DC×175—1.0	7.45/45.25D@175 7.01/48.125@85	2.875D

验光师先以双非球面 RGP 进行试戴,镜片颞侧偏位,定位差,边翘大,镜片易掉出,评估不满意。

接着选择使用双复曲面设计 RGP 验配,算出参数为:

右眼,双复曲面:7.46/7.11 -4.25/-5.50 9.3/7.8

左眼,双复曲面:7.46/7.11 -4.00/-5.75 9.3/7.8

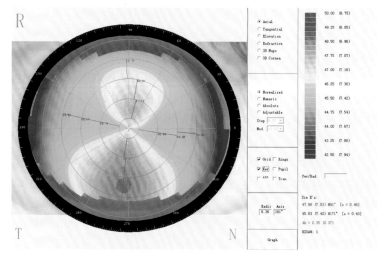

图 2-6-1　右眼角膜地形图

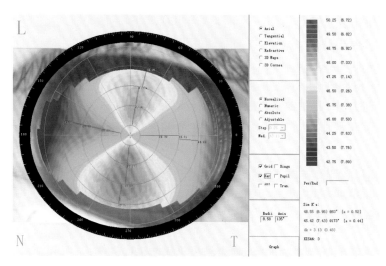

图 2-6-2　左眼角膜地形图

取镜后评估如下（右眼图 2-6-3，左眼图 2-6-4）：

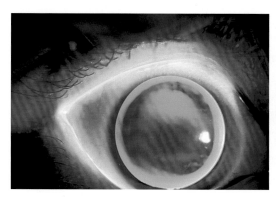

图 2-6-3　右眼双复曲面 RGP 荧光评估图

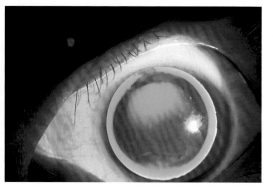

图 2-6-4　左眼双复曲面 RGP 荧光评估图

双眼荧光评估图显示：中央平行配适，边翘大，镜片部分边缘泪液填充不完全，边翘宽度约 0.8～1.0mm。双眼视力矫正都 1.0⁺，但镜片反复掉出。家长质疑镜片，最后提出要求退片。

二、案例分析

1. 本案中双眼角膜散光在 2.75D 左右，而内在散光小于 0.75D，验光师先采用双非设计 RGP 是正确的选择。

2. 当发现双非球面设计 RGP 配适不佳、边翘大、镜片易掉出时应该考虑是否边缘翘起太多造成的。在此双非球面 RGP 配适不满意情况下才尝试双复曲面 RGP 是符合设计选择原则的。

3. 使用双复曲面 RGP 设计，从荧光评估图看，中央仍然平行配适，视力矫正好，说明参数计算正确。镜片容易掉出，究其原因是镜片边缘翘起过大所致。

4. 角膜地形图双眼"蝴蝶"较大，下方"蝴蝶"边缘估计接近 9mm，评估图显示边翘过大。综合上述两点，可以采用保持直径不变，扩大光学区的方法处理，这样就相当于减少了边缘部分宽度，而减少边翘。

如果重新定片，扩大光学区直径，改为 9.3/8.3（光学区比直径小 1mm，对应一边留 0.5mm 边翘）应该可以解决问题。由于顾客要求退片，无后续数据资料。

三、案例小结

1. RGP 验配时，镜片边缘的配适状态是一个重要的评估点。理想的边缘配适，应该看到边缘的荧光充盈带宽度在 0.4mm 左右。过宽的充盈带，则边缘翘起过多，镜片稳定性差容易掉出；过窄的充盈带，则边缘翘起过少，泪液交换少，镜片配适偏紧，容易导致角膜上皮的损伤。

2. 一般通过基弧调整来改善边缘的配适：收紧基弧时可以减少边缘翘起；而放松基弧可以增加边缘翘起。

3. 本案中，中央区域已经获得满意的平行配适效果，不宜再收紧基弧来降低边缘翘起。而是通过增加光学区直径（从 7.8 增加到 8.3，增加 0.5mm），从而减少镜片边缘宽度的方式来达到目的。即：直径不变而光学区增加，边缘部分减少了 0.5mm 直径，相当于边缘宽度减少了 0.25mm。

第七节　复曲面 RGP 处理高度散光视疲劳案例

一、临床案例

一位验光师给我了一个有趣而复杂的案例，并提出了一些问题，分享如下：

女，18 岁，自 2010 年 8 月开始配戴框架眼镜，当时处方为：

OD：−2.00DS−2.00DC×180—0.6

OS：−1.00DS−3.00DC×180—0.4

2011 年 2 月来复诊，给予快速睫状肌麻痹剂散瞳检影检查，结果如下：

OD：−3.50DC×180 = 06

OS：−5.00DC×180＝0.5⁺

嘱继续配戴原镜，半年后复查。

2012 年 5 月 18 日来诊，诉视物疲劳严重。

右眼裸眼视力：0.08　　　　　　左眼裸眼视力：0.3

右眼矫正视力：0.3　　　　　　　左眼矫正视力：0.6

右眼近视力：1.0/30CM　　　　　左眼近视力：0.5/30CM

试插片：

OD：−3.75DS−4.25DC×180—0.6

OS：−0.50DS−6.00DC×180—0.6

考虑视疲劳，给予快速睫状肌麻痹剂点眼 1 周后复查

2012 年 6 月 2 日来诊记录：

右眼裸眼视力：0.02　　　　　　左眼裸眼视力：0.25

右眼矫正视力：0.3⁺　　　　　　左眼矫正视力：0.6⁺

电脑验光：R：−4.50DS−4.75DC×175

　　　　　L：−0.25DS−6.75DC×180

瞳孔直径为 4.5mm 左右，患者自诉每晚 23：30 至 00：00 左右使用快速睫状肌麻痹剂滴眼，于次日晨感视近物模糊，头晕不适。再次快速睫状肌麻痹剂散瞳检影：

OD：−2.25DS−4.25DC×180—0.6

OS：−6.00DC×180—0.5

4 日后复查，患者诉自觉每晚点快速睫状肌麻痹剂会影响次日学习，自行停用 3 天。

连续测量电脑验光每眼 10 次，双眼散光光度及轴向恒定，但球镜度数不稳定，右眼球镜度数均值 6.00D，在 −2.50D 及 −8.25D 之间波动；左眼球镜度数均值 0.25D，在 ＋0.75D 及 −1.50D 之间波动。按检影光度插片后，视力提高不理想。给予 −0.25D 逐渐增加插片按 MPMVA 原则验光结果如下：

OD：−3.75DS−4.00DC×180—0.6

OS：−1.75DS−5.75DC×180—0.6

角膜曲率计检查：

R：45.00/7.52@93　41.625/8.12@177

L：46.75/7.23@98　41.625/8.12@172

角膜地形图检查如下（右眼图 2-7-1，左眼图 2-7-2）：

视功能检查配合差，无法测量，验光师未予配镜，嘱继续点快速睫状肌麻痹剂后复查。为避免影响次日学习，要求每晚 22：00 前使用快速睫状肌麻痹剂点眼。

该验光师咨询了以下问题：

1. 患者在使用睫状肌麻痹药物时，度数明显减低，电脑验光度数稳定；在停用睫状肌麻痹药物后，度数增高，电脑验光度数波动大。说明有明显调节问题，是否应在视功能训练后重新验光配镜，以获得准确度数？

2. 患者综合验光仪雾视后，逐渐增加光度，视力不提高。（以检影光度减少 −1.50D 进行雾视，光度逐渐增加到 −5.75 视力仍无提高。红绿平衡检查，一直感觉红色更清晰。）调节波动也非常严重，此时综合验光仪检查应该如何进行？

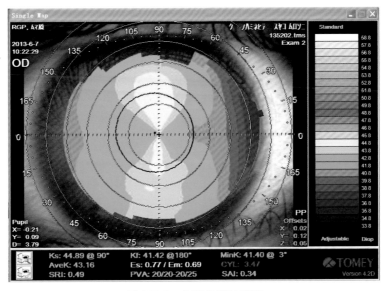

图 2-7-1　右眼角膜地形图

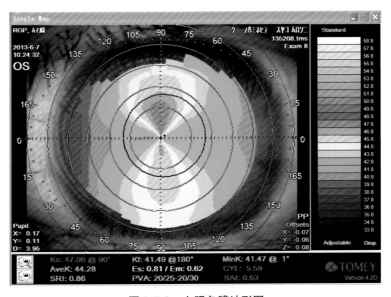

图 2-7-2　左眼角膜地形图

3. 患者综合验光仪检查不能得出准确足矫光度，而所有视功能检查都必须在足矫光度上进行，这种情况下如何做视功能检查？

二、案例分析

1. 双眼大散光，角膜地形图显示对称"蝴蝶"，可排除圆锥角膜。

2. 2011 年 2 月就诊的第一次检影分析为：双眼单纯性近视散光，而且散光大。按等效球镜度计算，右眼效球镜度为 −3.50/2 = −1.75D，左眼效球镜度为 −5.00/2 = −2.50D，原戴镜的等效球镜度为右眼：(−2)+(−2)/2 = −3.00D，左眼：(−1)+(−3)/2 = −2.5D。所以右眼过矫

33

正了 (−3.00)−(−1.75)＝−1.25D。当时予继续戴原镜未做处理,而患者来复诊已经是 1 年 2 个月后了,即右眼一直处于过矫状态,刺激过度调节来代偿。注意此时刺激的调节产生的信号是针对双眼的,所以右眼单眼的过矫状态也会造成双眼过度调节。

3.　2012 年 5 月患者来诊时,给予了快速睫状肌麻痹剂(托吡卡胺)点眼 1 周后复查,而睫状肌麻痹后产生视近模糊症状。考虑为长期过矫正后,已经适应产生的调节过度情况。睫状肌麻痹造成的调节过度解除反而造成不适应,进而产生视近模糊。

4.　之后几天来复查的情况可看出,散光变化不大,而球镜度数增加。

5.　通过多次电脑验光散光变化不大而球镜度数不稳定,进一步说明调节不稳定。

6.　本案角膜散光右眼 3.50D,左眼 5.50D,而最早的眼镜处方中散光欠矫较多,且按等效球镜度计算右眼还过矫正了 1.25D。所以看远看近都是不清晰的。此时,大脑只能发出过多的调节指令,期望通过调节来减少散光造成的视物不清晰。戴镜 14 个月后,调节过度、调节不稳定出现,此时常规的检查难以进行,也难以获得准确的结果。

7.　本案根本上是大散光造成的调节过度、调节紊乱。所以要进行调节、集合等双眼视功能的检查,需要先解决散光的问题。

因此,我的建议如下:

按照最近一次散瞳检影的验光结果和角膜曲率、角膜地形图数据给患者做后复曲面设计的 RGP 试戴片。可以使用 PMMA 材料,价格便宜患者容易接受。戴片后先解决角膜大散光的问题,再做光度修正和视功能检查。

最终结果:患者接受了我们的建议,通过定制后复曲面 RGP 试戴片,评估满意,在片上验光修正光度的情况下,视功能检查获得了稳定的结果。最终,定制了正式的后复曲面 RGP,双眼矫正视力均达到 1.0,按戴片视功能检查结果给予调节训练,症状消除。

三、案例小结

1.　高度散光会造成视远、视近都不清晰。有时大脑会通过调节来代偿视物模糊,导致调节功能紊乱。

2.　通过复曲面 RGP 试戴片,可以解决散光造成的视功能紊乱,是处理问题的关键。

3.　单眼的过矫产生的调节刺激会对双眼有作用,所以哪怕只有单眼过矫也会造成双眼的调节过度。

(梅　颖)

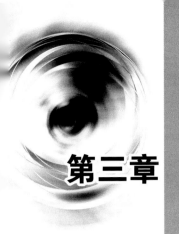

第三章 复杂屈光不正 RGP 验配案例

造成角膜形态异常的原发性、继发性角膜病变、损伤，都会造成角膜不规则散光，进而严重影响视觉质量。这类不规则角膜散光，难以通过常规的光学矫正方式（包括框架眼镜、软性角膜接触镜）获得满意的矫正视力。RGP 能在角膜表面形成新的光学屈光面，从而实现角膜前表面屈光重建，获得较高的成像质量，大幅度提高矫正视力。

这类角膜疾病患者的 RGP 验配复杂、困难，除了常规的 RGP 外，我们有时还需要用到一些特殊设计的 RGP。同时，对验配师也提出新的要求，他们需要熟悉不同特殊设计 RGP 的特点，才能掌握复杂屈光不正的验配技能。

本章收集 9 个复杂屈光不正的临床 RGP 验配案例，抛砖引玉，介绍复杂角膜形态的 RGP 验配技巧和要点。

第一节　RK 术后屈光回退的 RGP 验配案例

一、临床案例

男，38 岁，10 余年前左眼行过 RK 术。7 年前开始左眼视力逐渐下降。2 年前开始配戴眼镜但矫正视力不佳，不能满足日常用眼需求来诊。右眼视力佳，无特殊。

电脑验光：OS +6.00DS−6.00DC×170

主观验光：OS +5.50DS−5.50 DC×170—0.5

角膜曲率：OS 9.48/35.625@90　9.93/34.00@180

右眼角膜地形图见图 3-1-1。

二、案例分析

1. RK 手术对角膜曲率的影响　RK，放射性角膜切开术，在角膜中周边区域做数条深度为 90% 角膜厚度的放射性切口，使周边角膜相对隆起，角膜曲率变陡峭，中央区域的角膜组织受到周边变陡峭的角膜拉力而平坦化，从而达到中央区域角膜曲率变平而矫正近视的目的（图 3-1-2）。

2. 常规 RGP 验配的局限性　常规 RGP 验配采用角膜曲率测量结果作为镜片基弧的选择参考，但是放射性角膜切开术后，角膜形态发生变化，如果仍采用中央区的角膜曲率作为基弧的选择参考，则周边区域镜片就会过度平坦造成边翘过大、从而导致泪液淤积，异

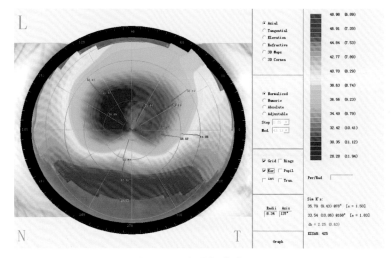

图 3-1-1　右眼角膜地形图

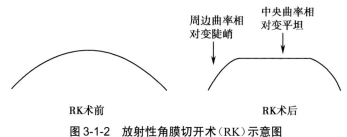

图 3-1-2　放射性角膜切开术（RK）示意图

物感强、舒适度差、定位差、镜片不稳定容易掉出等。患者术前近视度数越高就越明显，如图 3-1-3 左图所示。

3. RK 手术对 RGP 验配基弧选择的影响　RK 术后，一般应参考中周部的角膜曲率作为 RGP 基弧选择的参考，使得镜片与中周部角膜平行配适，在中央形成泪液池。这样的配适镜片定位良好，舒适度佳，镜片稳定，如图 3-1-3 右图所示。

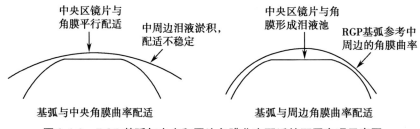

图 3-1-3　RGP 基弧与中央和周边角膜曲率配适的不同表现示意图

　　按上述分析，我们采用角膜地形图上，中周部的角膜曲率作为 RGP 试戴片基弧选择的参考值，做荧光染色评估，配适图见图 3-1-4。角膜中周部的放射性角膜切开手术瘢痕清晰可见：

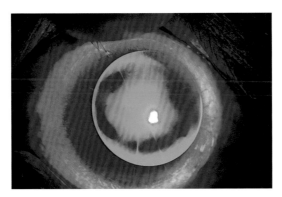

图 3-1-4　RK 术后戴 RGP 荧光评估图

片上验光，矫正视力 1.0，镜片配适可接受。片到试戴，患者矫正视力 1.0，主观感受舒适，评估满意。

三、案例小结

1. RK 是早期的角膜屈光手术，安全性差，效果差，现在早已淘汰。目前观察，很多当时接受 RK 手术的患者，现在都出现了屈光回退、角膜散光等并发症。RGP 可以重建角膜屈光表面，是处理这类患者的最佳首选。

2. 由于屈光术后，角膜的形态变化，RGP 基弧的选择不能再拘泥于角膜曲率计测量的中央角膜曲率参考，而是要根据角膜地形图进行选择，有时还需要特殊设计的 RGP。

3. 本案中提到角膜放射性切开术后角膜地形形态的变化，同样也适合一些角膜移植术后的患者。图 3-1-5 是一个角膜移植术 1 年后，裸眼视力 0.15 的患者，框架眼镜矫正不佳。其角膜移植片区域曲率平坦，而原来的角膜植床（周边的角膜组织）相对陡峭，与本案相似。我们同样参考周边角膜曲率来选择 RGP 基弧获得可以接受的配适效果，所以在下面的配适评估图上（图 3-1-6），可以看到植片区荧光淤积，中周边平行配适的情况。这个患者通过 RGP 获得了 0.8+ 的矫正视力，而且戴镜舒适度佳。

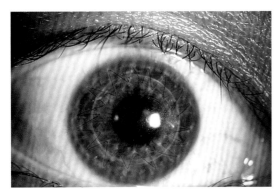

图 3-1-5　角膜移植术 1 年后

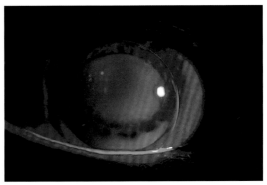

图 3-1-6　角膜移植术后戴 RGP 荧光评估图

第二节 普通双非球面 RGP 验配 LASIK 术后屈光回退案例

一、临床案例

女,41 岁,左眼行 LASIK 术后 10 年,视力逐渐下降 4 年就诊。检查结果见表 3-2-1、图 3-2-1 及图 3-2-2。

表 3-2-1 基础视光检查资料

眼别	裸眼视力	电脑验光	全矫验光结果和全矫正视力	角膜直径
右	0.02	−25.75DS−3.75DC×174	−24.00—0.12	10.8mm
左	0.2	−5.25DS−1.75DC×51	−5.50—0.6	10.8mm

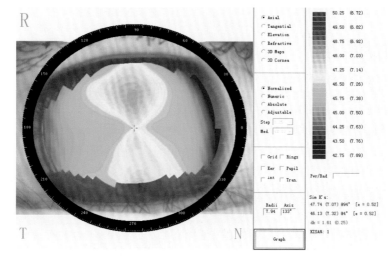

图 3-2-1 右眼角膜地形图

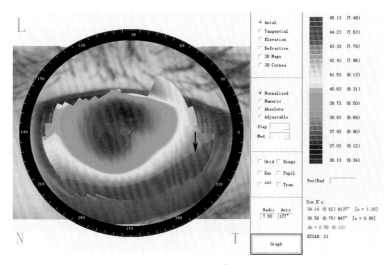

图 3-2-2 左眼角膜地形图

从上述检查结果看：右眼高度近视，左眼LASIK术后屈光回退，切削区基本圆，地形图基本对称，可以考虑给左眼验配RGP提高矫正视力。

验配师先试戴了直径10.8的ROSE-K IC RGP，镜片相对偏大，边缘翘起较多，配适不理想，患者主观感受不适。转而采用双非球面RGP试戴。

二、案例分析

1. 本案与上一案例有异曲同工之妙。LASIK术后，角膜表面曲率变化为下图：角膜表面曲率变化为中央相对平坦，周边相对陡峭的形态（图3-2-3）。

图3-2-3　LASIK术后角膜示意图
角膜屈光手术后，角膜表面曲率变化为中央相对平坦，
周边相对陡峭的形态

2. 如果做RGP验配时，仍然参考中央曲率来选择基弧，会出现：中央角膜曲率与RGP基弧匹配时，镜片周边荧光充盈，边缘翘起较大，配戴时异物感强，舒适感差。见图3-2-4。

3. 如果采用的RGP基弧与角膜周边曲率匹配时，中央被切削过的角膜区域会形成泪液池荧光充盈，这样的配适，边缘翘起少，相当于与术前的角膜匹配，见图3-2-5。

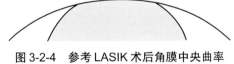

**图3-2-4　参考LASIK术后角膜中央曲率
选择基弧示意图**

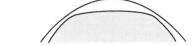

**图3-2-5　参考LASIK术后角膜周边曲率
选择基弧示意图**

4. 从左眼角膜地形图（图3-2-2）看，黑色箭头所指周边部的角膜曲率，接近红色部分，在7.6mm附近，这部分角膜在手术时受到的切割量很少，甚至可能是未做切割，与原有的角膜曲率状态很接近。所以我们选择了7.6基弧的普通双非球面RGP作为第一个试戴片。经过调整，最终采用7.4mm曲率的普通双非球面RGP做验配，荧光评估图见图3-2-6。由于中央荧光泪液池较厚，患者初戴时不熟练，容易带气泡进入。通过操作训练，要求采用低头戴镜的方式可以轻易排除气泡。

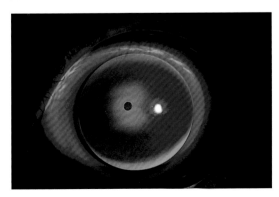

图3-2-6　参考LASIK术后角膜周边曲率选择基弧荧光评估图

我们最终采用了这个普通双非球面设计的 RGP 做了定片,片到试戴,患者主观感觉戴镜舒适,矫正视力 1.0。

三、案例小结

1. 角膜屈光手术后屈光回退常见,RGP 能获得比框架眼镜矫正效果好得多的视觉质量。RGP 通过泪液镜,重新"填补"了被激光手术切削的角膜组织,重建角膜屈光面。

2. 验配时要根据地形图选择合适的 RGP 设计。

3. 本案中,地形图对称,角膜直径小,所以可以采用了普通的双非球面设计 RGP。如果地形图不对称,不规则,或者屈光术前近视较高,导致形成较多的中央泪液淤积池,就要考虑选择不规则镜、大直径设计的 RGP,以获得更好的配适效果。

4. 荧光染色评估是最终选择 RGP 设计的标准。

第三节 角膜屈光术后 RGP 验配产生的屈光度差异分析案例

一、临床案例

女,37 岁,8 年前行双眼角膜屈光手术(LASIK 术),双眼视力逐渐下降 3 年就诊。出于美容需要,希望配戴角膜接触镜,但日常配戴软性角膜接触镜容易双眼充血,且视力矫正不佳。检查结果见表 3-3-1、图 3-3-1 和图 3-3-2。

表 3-3-1 基础视光检查资料

眼别	裸眼视力	电脑验光	全矫验光结果和全矫正视力	角膜直径
右	0.2	−2.00DS−0.50DC×38	−1.50/−0.75×20—1.2	12mm
左	0.2	−1.75DS−0.75DC×174	−1.25/−1.00×170—1.2	12mm

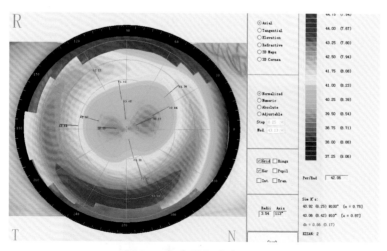

图 3-3-1 右眼角膜地形图

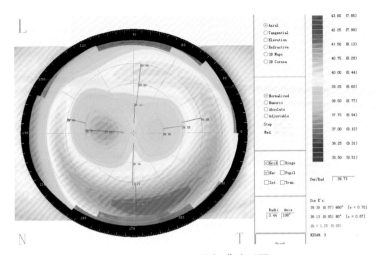

图 3-3-2　左眼角膜地形图

从角膜地形图看，双眼地形图均对称，验光师先采用普通球面设计 RGP（8.3/−3.00/9.2）给双眼验配。镜片定位差、在角膜上游走，视力随瞬目变化大，眩光重影，患者诉戴镜舒适度差，右眼评估图见图 3-3-3：

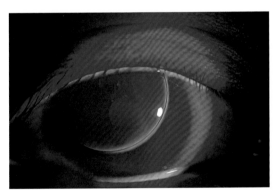

图 3-3-3　右眼普通球面设计 RGP 荧光评估图

换用大直径（10.8mm）的 ROSE-K IC 试戴片试戴，获得了较满意的配适效果，视力矫正1.2，患者诉舒适度好，评估图如下（右眼见图 3-3-4，左眼见图 3-3-5）：

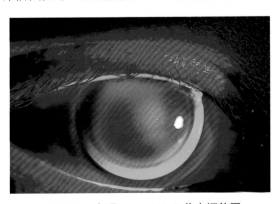

图 3-3-4　右眼 ROSE-K IC 荧光评估图

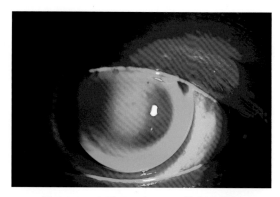

图 3-3-5　左眼 ROSE-K IC 荧光评估图

按片上验光结果定片,片到患者戴镜双眼视力 1.2,舒适度佳。

验光师提出 3 个问题:

问题一:能否使用普通 RGP 设计,直接做大直径配适?

问题二:患者为什么戴软性角膜接触镜不适?

问题三:患者戴框架镜 150 度就能全矫正,为什么定片产生的屈光度为 −4.75D,大很多?

二、案例分析

问题一解答:

又是一例 LASIK 术后屈光回退的 RGP 验配,与上一例不同的是,本案角膜直径大,直径小的 RGP 定位差,视觉质量差,舒适度差。这是由于患者角膜直径相对大(12mm),且屈光术后角膜曲率非常平坦,导致直径小、基弧平坦的普通 RGP 试戴片(基弧 8.3)定位差,镜片游走。从试戴情况估计,要直径 10.2mm 以上的镜片才能获得良好的定位。如果用普通的球面设计 RGP 做到 10.2mm 以上直径,边缘配适容易偏紧(而 ROSE-K 设计边缘翘起较大,可以避免这个问题)。并且,直径 10.00mm 以上的普通球面 RGP,已超出了多数厂家生产的常规参数范围(普通 RGP 的最大直径不超过 10mm),而无法制作。本案中,我们使用现成的 ROSE-K 大直径试戴片,取得了良好的配适效果。

角膜屈光手术后的屈光回退,是该类手术的最常见并发症,高度数的患者更容易发生。而高度近视患者的角膜屈光手术,需要切削更多的角膜组织,使角膜曲率更加平坦,所以常规设计的普通 RGP 难以满足此类曲率很平坦的术后角膜。采用大直径特殊设计的 RGP 试戴片可以解决这类问题。

第二节的案例中,患者周边角膜曲率相对没这么平坦,而且角膜直径小,试戴后中央泪液淤积不多,所以可以采用普通双非球面 RGP 处理。

问题二解答:

如果患者戴软性角膜接触镜,软性角膜接触镜相对其过平坦的角膜曲率就会显得过陡峭,造成镜片紧紧黏附周边部角膜,犹如一个"马桶吸",导致镜片不活动,没有泪液交换,容易造成角膜感染和配戴不适。

另外,软性角膜接触镜会贴附于角膜表面,与角膜形态一致,无法形成能填充手术切削部位的泪液池,所以成像质量相对于 RGP 差,视力矫正也欠佳。

问题三解答：

做 RGP 配适时，中央角膜手术切削区平坦，形成泪液池，以上双眼的配适图中央都可见明显的泪液淤积区。泪液池形成了正的泪液透镜，因此验配过程中，片上验光时，需要加用负度数来抵消正的泪液透镜产生的屈光效果，所以定片的 RGP 光度与裸眼的屈光度差异非常大。我们也可以理解为：正的泪液透镜，相当于将切削区填充满，使之在形态上恢复了屈光手术前的原始角膜形态，即屈光重建为原始的近视状态。所以，定片的 RGP 光度应该与原始的手术前的近视程度接近。

三、案例小结

对角膜屈光手术后的患者做 RGP 验配时常常要考虑患者接受屈光手术前的原始的近视状态。

第四节　高 E 值角膜验配 RGP 案例

一、临床案例

女，41 岁，近视多年就诊，检查结果见表 3-4-1、图 3-4-1 和图 3-4-2。

表 3-4-1　基础视光检查资料

眼别	裸眼视力	电脑验光	全矫验光结果和全矫正视力	角膜曲率	角膜直径
右	0.02	−22.00DS−0.50DC×49	−22.00DS—0.8	7.28（46.375）@23 7.09（47.625）@113	11mm
左	0.02	−19.00DS−0.50DC×127	−18.00DS—1.0	7.50（45.00）@180 7.27（46.50）@90	11mm

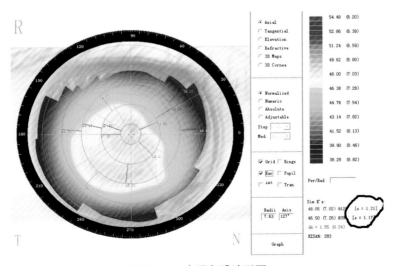

图 3-4-1　右眼角膜地形图

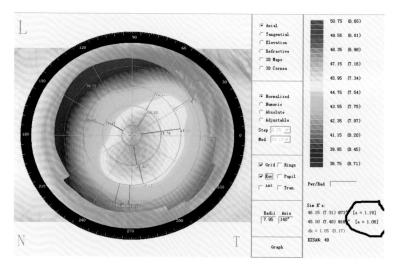

图 3-4-2　左眼角膜地形图

双眼地形图都表现为岛形结构，高 E 值。诊断为可疑圆锥角膜。
使用双非球面设计 RGP 试戴评估见图 3-4-3 和图 3-4-4。

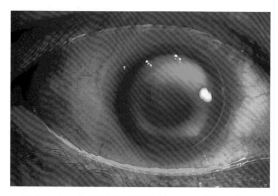

图 3-4-3　右眼双非球面设计 RGP 试戴评估图

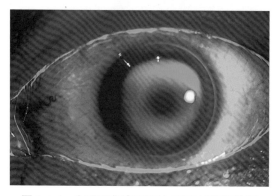

图 3-4-4　左眼双非球面设计 RGP 试戴评估图

二、案例分析

1．E 值高，意味着中央和周边角膜曲率差异很大，中央相对周边陡峭很多，所以中央接触时，平坦很多的中周部形成"洼地"而荧光淤积。形成类似角膜塑形镜的荧光染色评估图。见图 3-4-5：

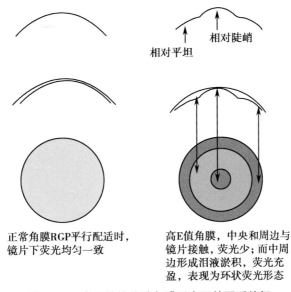

图 3-4-5　高 E 值的特殊角膜形态下的配适特征

2．该患者荧光评估图所见　使用双非球面设计 RGP 试戴时，荧光评估表现为中央接触，中周部荧光淤积，边缘接触，镜片活动度少。这是高 E 值的典型荧光评估图表现，与图 3-4-5 一致。

3．依据上面双非球面 RGP 评估图显示　边缘翘起不足，泪液交换不够，我们换用 ROSE-K 圆锥角膜片试戴。

使用 ROSK-K 圆锥角膜片荧光评估图如下（右眼见图 3-4-6，左眼见图 3-4-7）：

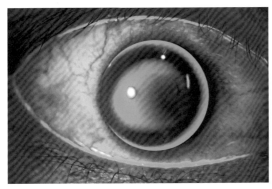

图 3-4-6　右眼 ROSK-K 圆锥角膜片荧光评估图

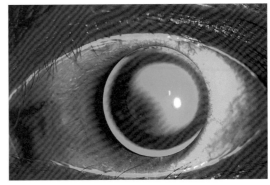

图 3-4-7　左眼 ROSK-K 圆锥角膜片荧光评估图

边翘满意，活动度 1.5mm，评估可接受，视力矫正 1.0。

最终采用了 ROSK-K 圆锥角膜片设计。镜片到货后试戴,患者双眼视力矫正 1.0+,主观舒适度佳。

三、案例小结

1. 高 E 值角膜的基弧选择 E 值高时,角膜中央和周边曲率差别很大,RGP 难以两边兼顾,荧光评估形成中周部环形的"淤积带"如同角膜塑形评估图。如果按验配常规 RGP 的方法选择基弧,很容易配适过紧。所以一般 E 值高时需要选择相对平坦的基弧进行试戴。

2. 验配过程中一定要注意镜片活动度,边缘翘起、泪液交换情况。非常高的 E 值(如本案中 E 值 1.2),可以使用圆锥片试戴。

第五节 不同设计 RGP 在高 E 值角膜上的不同表现案例

一、临床案例

男,39 岁,2 年前验配了超多边弧设计 RGP。参数为 OD: 8.10/-7.50/9.5; OS: 8.05/-6.00/9.5,配戴效果好,双眼戴镜视力 1.0,一直无不适主诉,顾客满意。

2 个月前因镜片到期要求更换,前来复查,重新验配。

检查结果如下:

电脑验光:

OD: -9.00DS-0.75DC×32

OS: -6.75DS-0.50DC×172

全矫验光:

OD: -8.50DS—1.0

OS: -6.75DS—1.0

按原来的镜片基弧参数,使用 8.1 基弧超多弧设计试戴片评估如下(右眼图 3-5-1,左眼图 3-5-2):

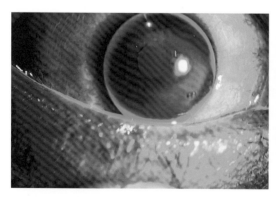 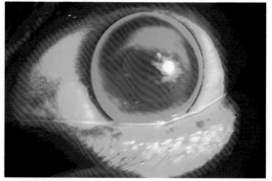

图 3-5-1 右眼 8.1 基弧超多弧设计试戴评估图　　图 3-5-2 左眼 8.1 基弧超多弧设计试戴评估图

右眼:超多弧基弧 8.10mm 的试戴片,表现平行配适,边翘 0.4mm,活动 1.5mm。

左眼：超多弧基弧 8.10mm 的试戴片，中周部有少量荧光淤积，边翘 0.4mm。活动 1.5mm。

验光师当时考虑：患者为镜片到期更换。因角膜曲率较平，原片配适呈现周边稍紧的可接受配适，且顾客无主诉不适，遂给予非球面镜片配适。片上验光可以到 1.2⁺，矫正视力较旧片好。

定新片为：双非球面设计：OD: 8.10/−7.25/9.6；OS: 8.00/−6.25/9.6

双非球面设计 RGP 片到后评估如下（右眼图 3-5-3，左眼图 3-5-4）：

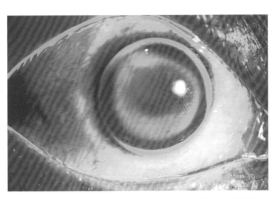

图 3-5-3　右眼双非球面设计 RGP 荧光评估图

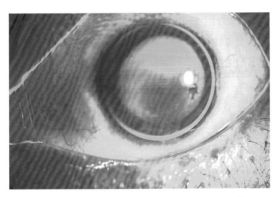

图 3-5-4　左眼双非球面设计 RGP 荧光评估图

双眼配适评估图：中央角膜顶部与镜片接触无荧光，而中周部有环形荧光淤积，如同塑形镜配适形态，活动度差。

顾客戴镜 1 个月后，主诉：每次配戴 RGP 一段时间就会出现"雾"感，视物模糊、不适，眼睛容易充血。

复查验光师给处理：

1. 告知护理时避免接触到油脂。

2. 使用先进清洁液仔细清洁镜片。

但按医嘱处理一段时间后，顾客仍诉：清洗过后刚配戴 1～2 小时内配戴良好，但很快又感觉镜片表面有"雾"的情况。

验光师给予更换了护理液品牌，结果症状未改善。最后按同参数新定了镜片，症状仍然未消除。

虽然前后两次使用的 RGP 的订片参数差异不大，但是 RGP 镜片设计发生了改变：由超多弧设计变为双非球面设计。

从配适评估上可以看到，非球面的镜片周边接触更明显，形似角膜塑形的四弧配适效果。这种配适特征表现要警惕高 E 值角膜。同时，这种配适会导致泪液交换差，沉淀物、油脂容易聚集，而表现为"雾"感，需要反复清洁。该患者之前的超多弧的配适边翘相对理想，泪液交换、活动度好，未出现类似情况。

我们补做了角膜地形图如下（右眼图 3-5-5，左眼图 3-5-6）：

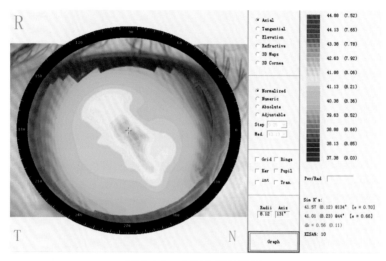

图 3-5-5　右眼角膜地形图

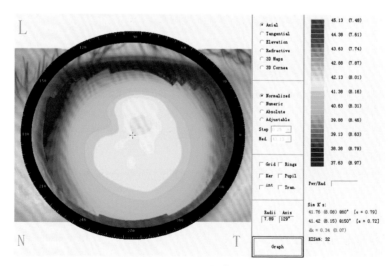

图 3-5-6　左眼角膜地形图

双眼角膜地形图表现确认高 E 值（双眼 E 值在 0.7 以上）。形态为中央圆形地形图表现，角膜曲率平坦，由于 E 值高，周边角膜更平坦。

二、案例分析

1. 常规 RGP 镜片基弧只有一个，是球面设计。表示镜片的中央、中周边都是以基弧数值为半径的球面。由于角膜是周边逐渐平坦化的，因此，为了使 RGP 镜片边缘与角膜周边匹配，镜片的边缘也做出逐渐平坦化的设计。如果镜片边缘的曲率变化是由多个曲率半径逐渐变大（平坦化）的弧段构成，称为超多弧设计（图 3-5-7 中的左图）；如果镜片边缘的曲率变化是连续的渐变的就称为双非球面设计（图 3-5-7 中的右图）。

2. 所以，超多弧和双非球面都是球面设计的 RGP，但二者的差别在于边缘的处理不同，一个是多弧组成的逐渐变平坦的边缘设计；一个是连续变化的设计，见图 3-5-7。

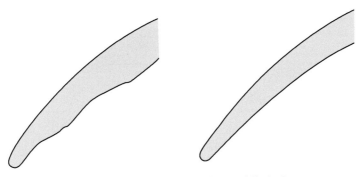

图 3-5-7　超多弧与双非球面设计的差别

3. 双非球面设计并非就更适合平坦角膜。该患者验配前发现有 E 值高的配适特征，但是验光师没做地形图，所以没有发现问题。使用双非球面设计后，类似塑形的 4 弧区配适，镜片边缘与角膜契合度过高，反而使泪液不容易交换，容易产生沉淀物，而引起配戴不适和投诉。

4. 该患者角膜曲率太平坦，并不适合使用高边翘的圆锥设计片试戴。原来的超多弧配适状态理想，不需要更换镜片设计类型，远光多提高一点矫正视力不能作为更换镜片设计的依据。

5. 最后，我们换回使用先前的超多弧设计 RGP，所有症状消失。

三、本案小结

1. RGP 的验配中，中周部的配适和边翘的情况是非常重要的。高 E 值角膜由于中央和周边角膜曲率差别很大，很容易出现顾了中央，就顾不了周边的情况，验配时要注意。而初学者常常更多的关注中央配适的"松、紧"而忽略了周边配适。

2. 泪液的交换不仅要参考边弧配适状态，还要注意旁周边的配适状态。比如本案中出现类似塑形镜的配适时，泪液交换同样不理想。

3. 高 E 值角膜，并非一定要使用双非球面设计或者超多弧设计或者圆锥设计，而是在评估时观察中央、周边配适是否好，泪液交换、镜片活动度是否都满意。符合这些条件才是适合的。

4. 超多弧设计的镜片边缘有多个节点，这一特点提高了泪液交换；双非球面镜片边缘与角膜契合度高，舒适度好，但有时泪液交换稍差，在使用选择上都是要考虑的因素。

第六节　先天性小角膜验配 RGP 案例

一、临床案例

女，23 岁，视力模糊 10 余年，一直戴框架眼镜，于外院检查，建议配戴 RGP，遂就诊。检查结果见表 3-6-1 和表 3-6-2：

表 3-6-1　基础视光检查资料 1

眼别	裸眼视力	主视眼	原框架眼镜光度	戴原框架镜矫正视力	电脑验光
右	0.05	右眼	−8.00DS−2.00DC×180	0.4	−10.25DS/−3.75DC×98
左	0.4		−9.00DS−2.00DC×180	0.1	−16.00DS/−3.50DC×63

表 3-6-2　基础视光检查资料 2

眼别	全矫验光结果和全矫正视力	角膜曲率	角膜直径	眼压	眼轴
右	−10.00DS−2.00DC×90—0.5	7.47mm/45.25DC@110 7.60mm/44.50DC@20	9.5mm	22mmHg	24.55mm
左	−16.00DS−2.00DC×60—0.15	7.48mm/45.00D@60 7.66mm/44.00D@150	9.5mm	23mmHg	25.70mm

遮盖试验：远距、近距均表现交替性外斜视。

裂隙灯检查：角膜透明，前房深度正常，晶状体点状浑浊，房角未查。

眼底：未见明显异常。

眼角膜地形图见图 3-6-1 和图 3-6-2。

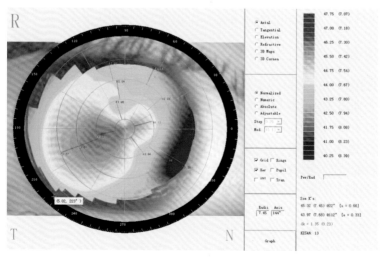

图 3-6-1　右眼角膜地形图

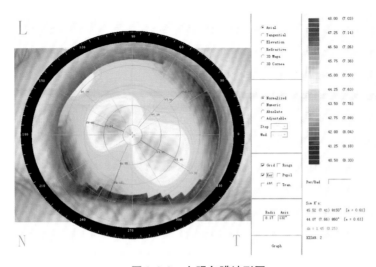

图 3-6-2　左眼角膜地形图

二、案例分析

1. 该患者为高度近视、高度散光，适合使用 RGP，并且通过矫正高散光可获得较好的视觉质量。

2. 仔细检查发现患者的角膜直径非常小，9.5mm，需要进一步排除先天性小角膜、真性小眼球。

3. 眼轴测量，右眼 24.55mm，左眼 25.70mm。患者的角膜曲率相对正常，按照全矫验光 −10D 及 −16D 的近视度数计算，眼轴应该在 29mm 左右，但实际测量结果提示：患者眼轴短。

4. 角膜地形图显示，角膜不对称，圆锥角膜倾向，内在散光大。

5. 眼压偏高。

上述分析后，考虑患者为先天性小角膜、真性小眼球诊断。

此病特征如下：

一种先天性发育异常。为常染色体显性或隐性遗传。可单眼也可双眼，无性别差异。角膜直径小于 10mm，曲率半径增大，眼前段不成比例地缩小。常伴有眼前段多种先天异常，可使视力严重受损。若不伴其他异常，则视力较好，此外常伴有浅前房，易发生闭角型青光眼。小角膜大多为小眼球的一部分。角膜直径缩小。角巩膜移行处界线清楚。常合并有虹膜脉络膜缺损，眼球震颤等。容易发生青光眼。

充分说明病情后，患者因个人顾虑不同意使用 RGP 矫正屈光不正。

三、案例小结

1. 本案虽然没有进行 RGP 验配，但通过检查环节，发现了眼科临床可能遗漏的病情。所以，视光医生同样需要具备眼科临床诊疗能力。

2. 做 RGP 验配时，角膜直径测量是必需的检查项目。如发现直径过小，（小于 10mm 时）要警惕该病。该例中就伴有高眼压、斜视、先天性白内障、圆锥角膜倾向。同理如果发现角膜直径过大，也需要排除大角膜、先天性青光眼等相关眼病。

3. 本案如果做 RGP 验配，要注意患者角膜直径小，相应 RGP 的直径也要小，以保证充分的镜片活动度和泪液交换。

第七节　RGP 屈光矫正角膜热灼伤后角膜瘢痕案例

一、临床案例

男，36 岁。右眼角膜铁水热灼伤后数月，框架眼镜视力矫正无提高。检查如下：

裸眼视力：右眼 0.1；左眼 0.4

戴镜视力：右眼矫正视力不提高；左眼 −2.00−1.50×170—0.8

裂隙灯检右眼角膜鼻下方角膜斑翳（图 3-7-1）。其余检查无特殊。

右眼角膜地形图见图 3-7-2。

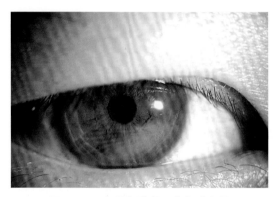

图 3-7-1　右眼角膜鼻下方角膜斑翳

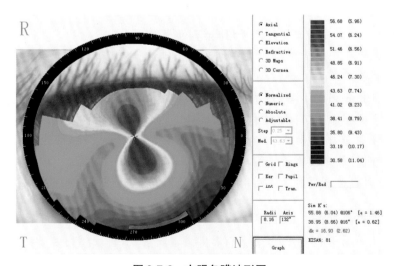

图 3-7-2　右眼角膜地形图

从角膜地形图看，角膜散光很大，为 16.93D，我们使用 ROSK-IC（不规则镜）试戴情况见图 3-7-3 和图 3-7-4。

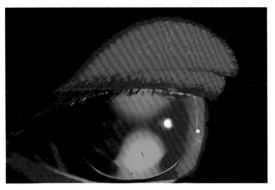

图 3-7-3 ROSK-IC 试戴荧光评估图 1

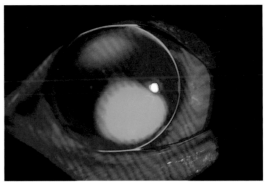

图 3-7-4 试戴荧光评估图 2

试戴片视力矫正到 0.8。定片后患者主观舒适度佳,视力矫正到 1.0。

二、案例小结

1. 角膜热灼伤后角膜不平整,导致不规则散光,而且散光量很大(16.93D)。这样的不规则散光,电脑验光无法测量,框架眼镜更无法矫正视力,RGP 是首选的光学矫正方法。

2. 角膜不规则散光严重,普通的 RGP 试戴片的选择变得困难。这样的情况,可以采用不规则镜设计 RGP 处理(ROSK-IC),常常可以获得良好的配适效果。

3. 如同圆锥角膜一样,各种角膜外伤、热灼伤、化学伤后造成的不规则散光变化多端,RGP 验配也会比较困难,也许需要多次试戴才能找到合适的配适。我们要结合角膜地形图,选择合适的 RGP 设计,并向患者耐心说明病情和验配原理,取得患者的配合,才能找到适合的镜片。

三、案例实践

图 3-7-5 是一个眼外伤后继发圆锥的患者,情况与本案类似。

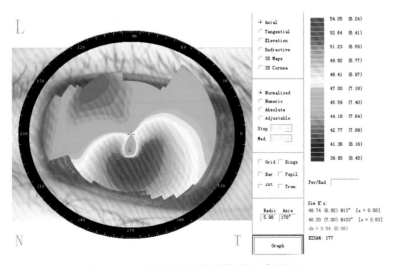

图 3-7-5 眼外伤后继发圆锥的角膜地形图

通过 ROSE-K 设计 RGP 做验配，配适图如图 3-7-6。视力矫正到 0.8$^+$，戴镜舒适度佳。

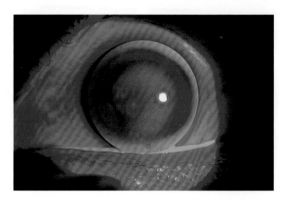

图 3-7-6 ROSE-K 设计 RGP 荧光评估图

第八节 角膜移植术后 RGP 验配案例

一、临床案例

男，30 岁，左眼穿透性角膜移植术后 2 年，到我们视光中心检查。

左眼裸眼视力 VOS 0.2，框架眼镜验光矫正无提高，角膜曲率测不出，外院查内皮细胞密度 2120/mm^2。

角膜移植片透明，试戴 RGP 舒适度可。

左眼前节照片见图 3-8-1，角膜红色箭头所示为移植片瘢痕。

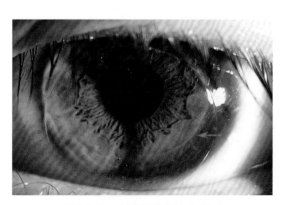

图 3-8-1 左眼角膜移植床瘢痕

左眼角膜地形图见图 3-8-2。

通过试戴评估，找到相对满意的配适结果，定片后戴镜见图 3-8-3，红色箭头为角膜移植片瘢痕。患者戴镜舒适，矫正视力 1.0。

定期复查角膜内皮细胞计数和角膜植片情况。戴镜 3 年，内皮计数无变化，矫正视力稳定在 1.0，患者戴镜舒适。

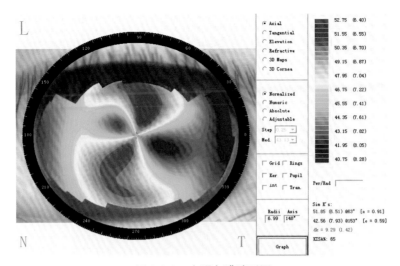

图 3-8-2 左眼角膜地形图

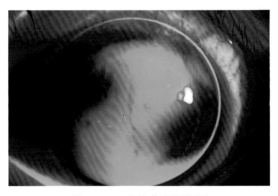

图 3-8-3 定片荧光评估图

二、案例分析

1. 角膜移植术后,缝线张力、角膜植片大小形态匹配、瘢痕收缩等因素造成角膜不规则散光。本案角膜地形图显示的角膜散光是 9.29D,所以常规框架眼镜矫正效果很差。RGP是此类患者的首选矫正工具。

2. 角膜移植术 6 个月后,植片透明,框架眼镜矫正视力差的患者可以做 RGP 验配。注意内皮细胞密度低于 1000/mm² 时要严格监控随访。

3. 角膜移植术后有的患者需要使用免疫抑制剂滴眼,此类患者应注意摘镜后再使用眼液,防止药物成分影响 RGP 材料,造成镜片形状改变而影响配适效果。

三、案例小结

角膜移植术后做 RGP 是屈光矫正的首选,验配时要考虑角膜内皮细胞密度、是否用药等因素。

第九节　角膜穿通伤后 RGP 验配案例

一、临床案例

女，10 岁。5 岁时因右眼角膜穿通伤，行"角膜缝合＋晶状体摘除术"，2 年前行"右眼人工晶状体植入术"。

裸眼视力：VOD 0.06 矫正视力不提高。

右眼前节照片见图 3-9-1：

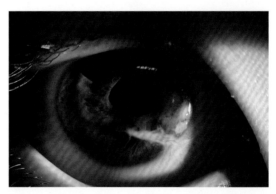

图 3-9-1　右眼角膜穿通伤，角膜缝合＋晶状体摘除术后 5 年

右眼角膜鼻下方横行角膜瘢痕 3.5mm，瞳孔欠圆，3.5mm，固定，与后方的人工晶体全周粘连。人工晶体向鼻上方移位。颞上方虹膜周边切口较大，直径 2.5mm。玻璃体混浊。眼底检查，中心凹反光较健眼暗淡。

右眼针孔视力不提高，且自述比裸眼视力差很多，框架眼镜视力矫正不提高。

角膜地形图见图 3-9-2：

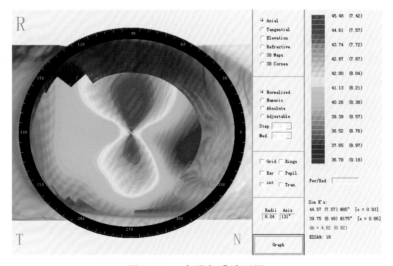

图 3-9-2　右眼角膜地形图

图 3-9-3 的角膜镜图中,红色箭头示颞上方虹膜周边切口,蓝色箭头提示鼻下方角膜瘢痕处角膜高度不规则,所以地形图对这一区域的角膜曲率测不出。

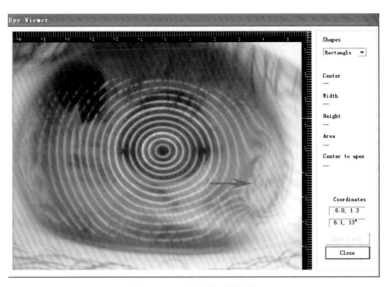

图 3-9-3　右眼角膜镜图

经过试戴评估,右眼最后采用 ROSE-K IC 设计的 RGP 试戴片(基弧 8.2mm 直径 10.8mm),荧光评估见图 3-9-4:

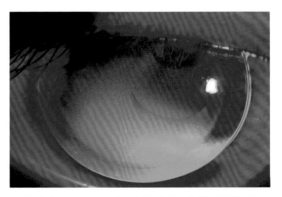

图 3-9-4　ROSE-K IC 设计 RGP 荧光评估图

片上验光:-3.00DS-2.00DC×28—0.25。定片后,视力矫正 0.25,舒适度可,每 3 个月复诊。

虽矫正视力未达到正常,但较患儿之前的裸眼视力有了大幅度提升,对患儿及家长都是莫大的鼓舞和安慰。

二、案例分析

1. 患儿右眼外伤时 5 岁,分别进行两次手术,尤其人工晶状体的植入在 8 岁时,有患眼弱视的可能。

2．人工晶状体位置不正，且与虹膜全周粘连，可能造成内在散光，所以戴 RGP 后仍会残留内在散光。

3．由于颞上方虹膜周边切口较大，直径 2.5mm，形成了双瞳孔的效应，影响成像，有的患者可能会出现单眼复视。

4．针孔视力不提高提示存在屈光以外的病变，需要进一步排除眼底相关病变。针孔视力较裸眼视力差，说明周边视力优于中央视力。

5．如排除器质性病变，该患儿可以使用有孔美容软性角膜接触镜，形成人工瞳孔，消除双瞳孔的效应后再使用 Piggy-back 方法验配 RGP。

三、案例小结

RGP 是角膜穿通伤后的屈光矫正首选。验配时，不仅要考虑配适、屈光矫正，还要考虑因穿通伤造成的眼球器质性损伤的问题。

（梅　颖）

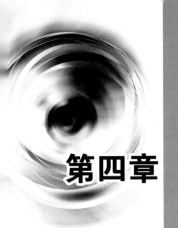

第四章　圆锥角膜验配案例

原发性圆锥角膜是一种双眼非炎性角膜扩张性疾病，也可见于单眼发病。其特征主要为中央和旁中央区角膜基质变薄、呈圆锥形突起，双眼先后发病多见。发病率为 0.10%～0.23%，近年来，随着患者就诊率的增加和临床诊断技术的提高，圆锥角膜的发病率有逐年上升的趋势。

圆锥角膜多为散发，部分有阳性家族史。同一家族中的圆锥角膜患者，有人表现为典型圆锥角膜，而另一些人仅表现为不规则散光甚至斜轴散光。本病通常开始于青春期，常见于 15～25 岁，有一定自限性，可终止于任何年龄，一般多见 30～40 岁时停止发展。发病早期主要表现为近视和散光的持续增长，可用框架眼镜和软性角膜接触镜进行视力矫正。如果早期就给予硬性透气性角膜接触镜（RGP）治疗，不仅可以获得良好的视力矫正效果，同时还可以控制疾病进展。因此，圆锥角膜的早期诊断尤为重要。

继发性圆锥角膜多见于屈光手术后、眼球钝挫伤后。

目前，计算机辅助的角膜地形图已在临床上广泛使用，可使眼科医师更为准确地诊断圆锥角膜。另外，通过角膜地形图仪的定量分析，可以了解眼表形态特征，从而指导眼科或视光医师进行 RGP 的验配。

圆锥角膜的治疗包括：角膜热成形术、表层角膜成形术、板层角膜移植术、穿透性角膜移植术、角膜基质环植入术、角膜胶原交联法和角膜接触镜配戴。相比之下，根据不同病变时期，选择验配不同的角膜接触镜是最简便易行、最有效的治疗方法。国外一些学者甚至提出 99% 的圆锥角膜患者均应该首先选择使用接触镜，尤其硬性高透气性角膜接触镜（RGP），进行矫正和治疗。

早期圆锥角膜，可以通过常规设计 RGP 验配获得良好的配适效果，但中、重度的圆锥角膜，圆锥突出显著，与周边部位形状反差大，常规球面或非球面设计的 RGP 均无法适应其特殊的角膜形态，以获得良好的配适状态。不同的厂家研制开发了多种圆锥角膜 RGP 设计，如 Rose K 镜片、comfort kone（CK）镜片、华锥镜片、美尼康圆锥片等，以处理中、重度圆锥角膜。各类设计各有特点，验配师根据患者的圆锥角膜地形图特点选择不同的设计。

圆锥角膜的 RGP 验配方法和流程同常规 RGP，但评估和镜片参数修改复杂得多。早期圆锥可以使用普通的 RGP 设计验配，而中、晚期的圆锥角膜常常需要验配特殊的圆锥角膜 RGP 设计，甚至需要不对称设计或周边环曲面设计。复杂圆锥需要 Piggy-back 的骑跨式验配。本章通过 15 个临床验配案例说明各类圆锥角膜的 RGP 验配和处理技巧。文中使用的圆锥角膜 RGP 是 Rose K 镜片。

第一节 使用普通球面RGP验配中期圆锥角膜案例

一、临床案例

男，22岁，诊断右眼圆锥角膜，地形图如图4-1-1：

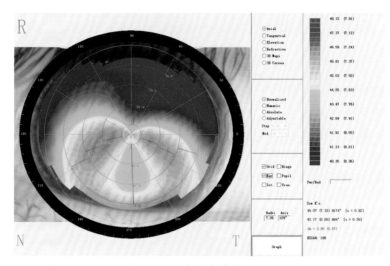

图4-1-1 右眼角膜地形图

右眼角膜地形图表现为"鸟吻状"形态，这样的圆锥角膜属于变异性圆锥角膜，需要选用不规则设计RGP。验配师进行了充分的沟通说明，但由于价格因素，患者坚持要求使用低价位的普通球面RGP。试戴评估后我们还是给予普通球面RGP定片，评估图见图4-1-2，角膜圆锥与镜片接触面大，边缘镜片翘起较多。

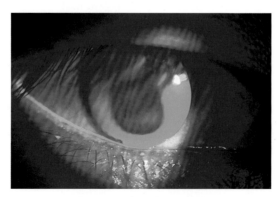

图4-1-2 右眼荧光评估图

视力矫正到1.0⁻，患者自诉舒适度满意。

二、案例分析

1. 早期圆锥角膜，角膜对称性好，地形图形态相对规则，可以采用普通RGP作验配，但中、晚期圆锥，由于角膜形态不对称、曲率高，一般 RGP 配适不良，需要针对圆锥角膜的特殊设计处理。

2. 这个配适与早期圆锥的"两点接触法"配适原则类似，但镜片中央与角膜接触太多，压力大，角膜圆锥部位容易产生角膜云翳；同时，由于镜片边缘翘起大，会导致镜片配适不稳定和容易掉出问题。

3. 本案如果使用不规则镜的设计，配适会好很多。如果是采用这样的"两点接触法"配适，一定要注意定期复查，密切跟进角膜情况，必要时还是要换镜片设计以获得满意配适。

三、案例小结

现代圆锥角膜 RGP 的设计已经改进很多，根据不同的地形图表现选择对应的设计，可以获得更佳的配适。

第二节 圆锥角膜的 RGP 验配选片评估方法案例详解

一、临床案例

男，22 岁，双眼视力无痛性、进行性下降 2 年，外院诊断为双眼圆锥角膜，到我们视光中心验配 RGP。

裸眼视力：OU 0.1，双眼角膜裂隙灯照片如下（右眼图 4-2-1，左眼图 4-2-2）：

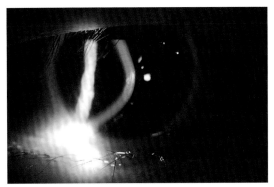 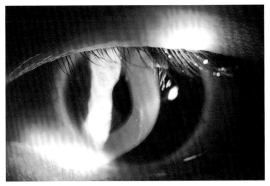

图 4-2-1　右眼角膜照片　　　　　　　图 4-2-2　左眼角膜照片

双前节照片均可见中央后部角膜垂直张力线（Vogt 条纹）和角膜中央垂直条状斑翳带。

双眼地形图如下（右眼图 4-2-3，左眼图 4-2-4）：

从地形图看，双眼圆锥典型，结合裂隙灯照相的角膜 Vogt 条纹和中央垂直条状斑翳带体征，圆锥角膜诊断确立。

下面我们按眼别分别进行分析处理：

右眼：圆锥位于角膜中央，属于中央圆锥，圆锥直径 3～4mm。这样的形态需要选择针对圆锥角膜设计的 RGP，这类设计的特点是：中央部后表面基弧较陡，而中周边角膜曲率相对平坦，整个 RGP 的形状与角膜圆锥的形态互补，见图 4-2-5。

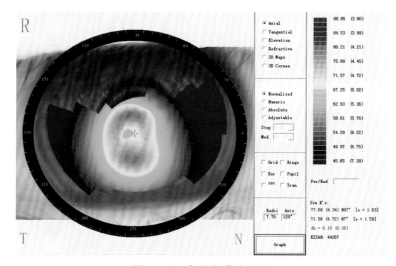

图 4-2-3　右眼角膜地形图

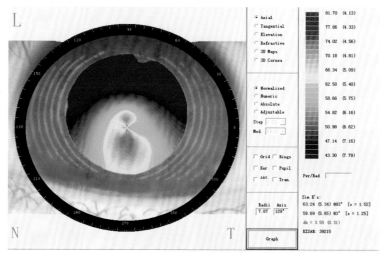

图 4-2-4　左眼角膜地形图

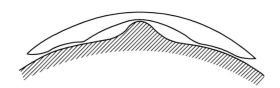

图 4-2-5　圆锥角膜 RGP 设计示意图

我们选择 ROSE-K 系列的圆锥角膜 RGP 设计作右眼验配。

选择第一片试戴片时，根据地形图的中周部曲率来确定试戴片的基弧。本案，中周部的角膜曲率，对应地形图中下方箭头所指处淡蓝色部分，对应颜色的曲率值在曲率标尺上为 5.5～5.6 之间（图 4-2-6）。所以，我们选择右眼 5.5 基弧的圆锥试戴片。

右眼试戴配适效果见图 4-2-7：

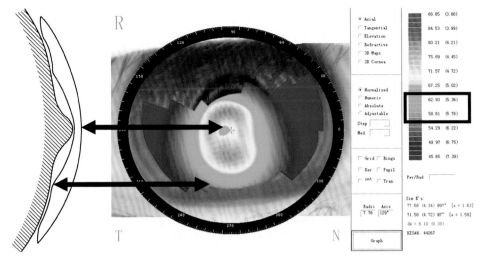

图 4-2-6　右眼角膜地形图中圆锥与镜片后表面配适关系示意图

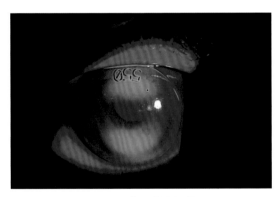

图 4-2-7　右眼荧光评估图

　　镜片定位正。中央：角膜圆锥轻度接触，中周边荧光淤积，配适理想。边缘：边缘翘起非常少，镜片和角膜紧密接触，泪液交换少。所以定做边翘在此片基础上抬高 2.0 的试戴片。

　　片上验光后修正光度定片为：右眼：ROSE-K PMMA 试戴片 5.5/−19.00/8.8 标准抬高边翘 2.0。

　　左眼：从地形图看圆锥偏下方，按前面的方法估计，其圆锥中周部角膜曲率表现为地形图上方箭头所示蓝色区域，估计在 6.3～6.5 之间（图 4-2-8）。

　　经过试戴，我们确定左眼 6.3 基弧的试戴片荧光染色评估可接受。

　　左眼配适图见图 4-2-9：

　　镜片定位略偏下方，圆锥顶轻度接触，周边荧光中度充盈，边翘可。片上验光后修正光度定试戴片：ROSE-K PMMA 试戴片 6.2/−12.00/8.9

　　试戴片到货后，再次试戴评估：

　　右眼荧光染色评估见图 4-2-10：

　　右眼定位正，中央角膜圆锥轻度接触，中周边荧光淤积，配适理想。但边缘翘起过多。患者配戴异物感，瞬目时镜片容易掉出，矫正视力 0.6⁻。

　　片上验光修正光度后,定正式片: ROSE-K 5.5/−21.5/8.8 标准抬高边翘 1.5(较原参数边翘抬高量减少了 0.5)

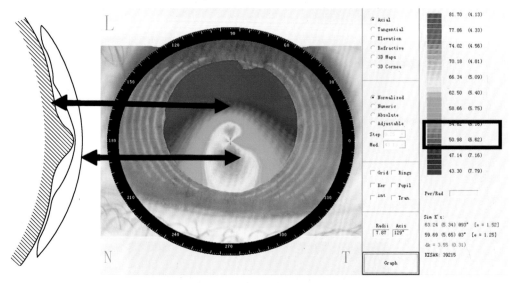

图 4-2-8　左眼角膜地形图中圆锥与镜片后表面配适关系示意图

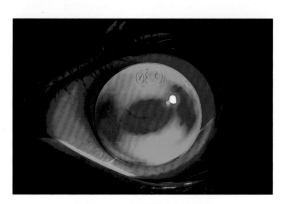

图 4-2-9　左眼荧光评估图

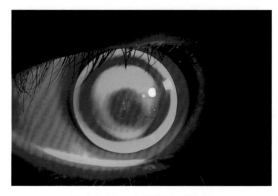

图 4-2-10　右眼荧光评估图

左眼试戴评估见图4-2-11。

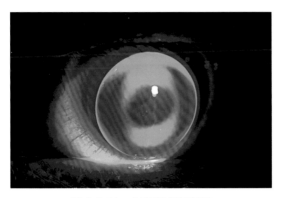

图4-2-11　左眼荧光评估图

镜片定位略偏下方，圆锥顶轻度接触，周边荧光中度充盈，边翘可。患者配戴舒适度好，矫正视力0.4。片上验光修正光度后，定正式片：6.2/-14.5/8.9。

正式定片到后双眼配适满意，患者主观舒适，矫正视力双眼均0.8。

二、案例小结

1．圆锥角膜的RGP验配较普通RGP复杂。每个圆锥角膜患者的地形图都是唯一的，验配师需要根据患者的地形图选择合适的圆锥RGP设计。

2．一般常规试戴片的选择，RGP生产商会给出一些参考方法，比如：首选试戴片选用比角膜曲率测量平均K值陡0.20mm，当使用角膜曲率计无法测量时，可以使用角膜地形图中央3mm区域的模拟K值。但在实际的验配中，由于圆锥患者的地形图形态变异性非常大，平均K值意义不大，所以这类"死"的方法往往只用于参考。本例中，我们根据角膜地形图的特点选择相对应的圆锥片设计也是一种可行的方法。

3．快速的选片技巧能减少反复换片、选片时间，从而提高验配效率，避免反复摘、戴镜带来的角膜损伤。

4．常规试戴片不一定能满足千变万化的圆锥角膜配适，所以很多时候，我们还需要根据常规片的配适特点进行参数的修正，专门定做试戴片再做试戴。

5．注意　我们常常无法从常规试戴片中找到总体配适都满意或可接受的试戴片，所以观察配适时，要先观察中央和中周部的配适，并以调整中央和中周部的配适为主要目标，而周边配适、边缘翘起则需要在中央配适满意的试戴片基础上再做调整。本案中，右眼先找到中央配适满意的5.5基弧的试戴片，但其边缘翘起不够，我们再定制抬高边缘翘起更多的5.5基弧的试戴片（抬高2.0），试戴发现翘起又过多，最后给予抬高1.5定片。

6．不同生产厂家的圆锥角膜RGP边缘翘起、直径等修改方法不同，需要向生产厂家详细了解。

三、案例实践

接下来，我们根据上文中的方法，看看下面这例双眼圆锥角膜的RGP验配怎么选片（右眼图4-2-12，左眼图4-2-13）：

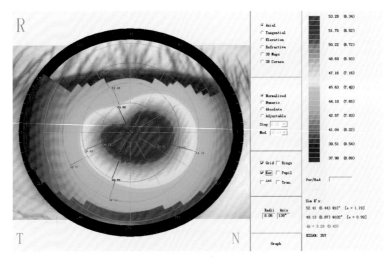

图 4-2-12　右眼角膜地形图

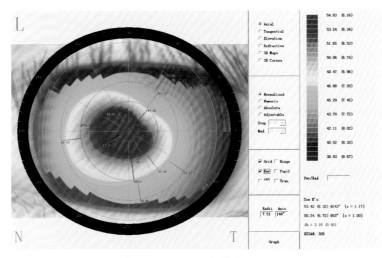

图 4-2-13　左眼角膜地形图

从地形图看，双眼的圆锥位置居中，属于典型的圆形圆锥角膜。地形图显示 simk 都在 50～52 之间。如果根据 simk 值，按一般 RGP 选片方法，会采用 6.8 左右的试戴片。验光师使用 6.7～7.0 的试戴片做了试戴效果都不满意。

再分析其地形图形态，中央圆锥正好与圆锥 RGP 片中央内表面凹面设计匹配，而距离中心 5～7mm 区域角膜曲率相对正常，正好对应圆锥 RGP 片中周的"支撑带"，从地形图颜色对应的曲率看，该 5～7mm 区域的角膜曲率在 7.2～7.3mm 之间。

所以，我提出建议如下：采用 7.3mm 的 ROSE-K 设计作为第一片试戴片。

验光师采纳该建议，试戴评估如下（右眼图 4-2-14，左眼图 4-2-15）：

从评估图看，双眼锥顶轻度接触（淡黑色，微量荧光），中周部（6～8mm）处平行配适（淡黑色，微量荧光），边翘 0.6～0.8mm，活动 1.5mm。片上验光双眼均 1.0，总体评估理想。患者试戴主观舒适度好，视力矫正 1.0。

注意，圆锥角膜的 RGP 评估常常像角膜塑形的评估图。

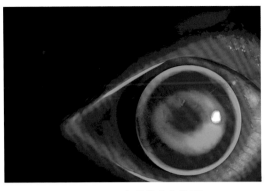

图 4-2-14 右眼荧光评估图

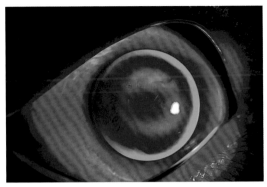

图 4-2-15 左眼荧光评估图

第三节 圆锥角膜 RGP 评估——先中央后周边

一、临床案例

男,27 岁,诊断双眼圆锥角膜,到我们视光中心做 RGP 验配。双眼角膜透明,眼底无特殊。屈光检查见表 4-3-1,双眼角膜地形图见图 4-3-1、图 4-3-2:

表 4-3-1 基础视光检查资料

眼别	裸眼视力	电脑验光单结果	角膜曲率	全矫验光	E 值	可见虹膜直径 mm
OD	0.02	−10.50DS−0.50DC×145	6.40/52.75×179 6.2/54.50×89	−10.50DS—0.4	1.02	11.1
OS	0.02	−9.75DS−0.50DC×71	6.66/50.75×159 6.61/51.00×69	−10.00DS−0.50DC×70—0.4	0.92	11.2

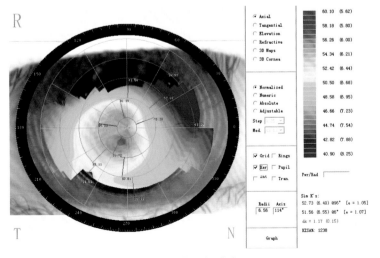

图 4-3-1 右眼角膜地形图

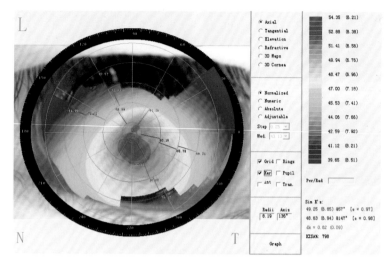

图 4-3-2　左眼角膜地形图

患者双眼角膜地形图均为典型圆锥角膜表现。验光师按规范流程做了一系列的圆锥角膜 RGP 试戴。通过评估,认为右眼采用 ROSE-K 6.3 基弧的试戴片,左眼采用 ROSE-K 6.5 基弧的试戴片。评估结果较满意,评估图见图 4-3-3、图 4-3-4。最后确定定片参数为:OD:6.3 −10.50 8.9;OS:6.5 11.50 8.9。

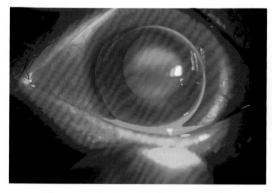

图 4-3-3　右眼 6.3 基弧试戴片的配适

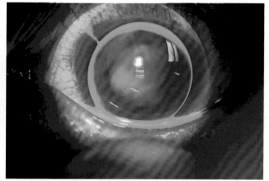

图 4-3-4　左眼 6.5 基弧试戴片的配适

验光师认为,中央锥顶轻度接触,边缘翘起尚可,镜片活动度 1～2mm,患者戴镜主观感受佳,视力矫正到 0.8。

验光师认为,虽然中央有荧光淤积,锥顶接触不明显,但周边边翘合适,镜片活动度 1～2mm,患者戴镜主观感受佳,视力矫正到 0.8。如果放平基弧试戴,中央的配适会好一些,但是边翘过大,镜片活动度过大,患者戴镜时异物感明显,所以最终选择这个基弧定片。

二、案例分析

拿到这个案例时,第一感觉就是双眼的配适均偏紧了。荧光评估图有如下问题:

1. 荧光图拍照的时机不好,估计是泪液分泌较多、泪液交换过度,镜片下的荧光不明显;或者是荧光染色后较长时间,荧光已大部分被泪液交换了才做拍照图像采集的。

2. 右眼中央荧光淤积，锥顶有少量接触，而中周边无荧光充盈，镜片边翘不够，均提示镜片配适偏紧。

3. 左眼情况与右眼类似，但中央锥顶接触更不明显，中周边镜片与角膜间无荧光，也提示配适过紧。但镜片边缘翘起满意。

4. 验光师认为左眼放平基弧能改善中央的配适，但边翘就过大，镜片活动度大，且异物感强，所以宁愿选择偏紧的配适。但是圆锥角膜形态特殊，试戴片就能同时满足中央和边翘配适的几率不大。所以做圆锥角膜 RGP 验配时先对中央区域进行评估，而后再来调整边翘。

5. 过紧的配适，很容易发生镜片黏附角膜、镜片压痕、角膜水肿等一系列角膜并发症，所以，目前的配适肯定是需要重新调整的。

约回患者，我们重新做了试戴评估。最后选择：右眼 6.5 −9.00 8.9；左眼 6.9 −5.00 9.3 的试戴片，评估图见图 4-3-5、图 4-3-6：

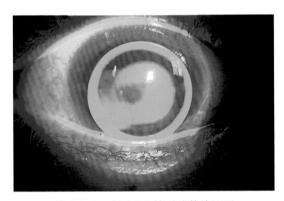

图 4-3-5　右眼 6.5 基弧试戴片配适

中央锥顶轻度接触，但边缘翘起大，镜片活动度 3mm，患者戴镜异物感强，镜片容易掉出。可以通过定片时降低边翘改善。

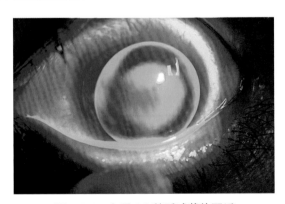

图 4-3-6　左眼 6.9 基弧试戴片配适

中央锥顶轻度接触，边翘略少，镜片定位下偏，可通过加大定片直径改善。（直径增加后，基弧略放平一些，变化为 7.0）

结合片上验光结果，我们给的定片为 ROSE-K 设计，右眼 6.5 −8.00 8.9 边翘降低 0.3；左眼 7.0 −7.5 9.5。片到荧光评估见图 4-3-7、图 4-3-8，患者配戴仍诉有异物感，但可接受，视力矫正，双眼均 1.0−。

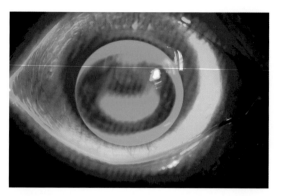

图 4-3-7　右眼 6.5 −8.00 8.9 边翘降低 0.3 配适

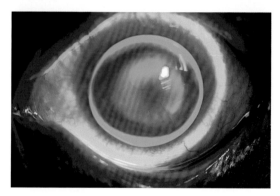

图 4-3-8　左眼 7.0 −7.50 9.5 配适

三、案例小结

1. 圆锥角膜患者的角膜形态特殊多变，标准试戴片常常满足不了形态各异的圆锥，所以我们评估时需要先对 RGP 的中央配适评估，再对边缘翘起进行调整。

2. 圆锥角膜评估时，患者戴试戴镜的主观感受不是验配师主要考虑的要素，因为我们还要对镜片进行修改，定片会与试戴片有很大的差别，尤其边缘翘起的调整会大幅改善戴镜舒适度。

3. 如果对试戴片参数做了比较大的调整时，可以先定制试戴片再试戴。

第四节　后复曲面 RGP 矫正可疑圆锥角膜案例

一、临床案例

女，15 岁，从未戴过眼镜，看远看近都出现视物吃力，视物不清情况。相关检查见表 4-4-1：

表 4-4-1　基础视光检查资料

眼别	裸眼视力	电脑验光	角膜曲率	角膜散光
右	0.8⁻	+0.25DS−3.75DC×10	46.125@180 49.50@90	3.375D
左	0.8⁻	+0.25DS−4.25DC×175	45.375@180 50.00@90	4.625D

角膜地形图如下（右眼图 4-4-1，左眼图 4-4-2）：

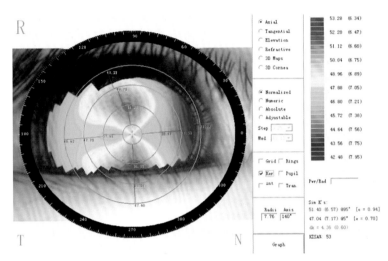

图 4-4-1　右眼角膜地形图

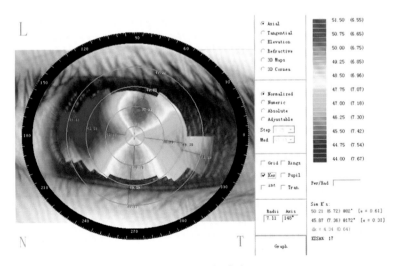

图 4-4-2　左眼角膜地形图

二、案例分析

1. 视力是心理物理学的主观检查，像这样的高散光患者，可以通过"眯眼"等技巧，模糊猜测"看到"0.8 视标。所以本案虽然裸眼视力 0.8⁻，并不说明患者的视觉质量好。从患者主诉看，需要做屈光矫正。

2. 角膜地形图见双眼角膜高度散光，同时由于上下方角膜屈光度差异大，并且角膜屈光度最大值均大于51D，圆锥角膜可疑。

3. 电脑验光结果和角膜曲率检查显示散光主要由角膜散光构成，地形图表现为高度角膜散光，蝴蝶形态基本对称，角膜散光与总散光接近，故选择后复曲面RGP验配。

4. 后复曲面RGP验配是通过计算法进行的，不需要试戴，但要提供准确的检查数据来进行RGP参数计算，包括：全矫验光、角膜曲率、角膜地形图。

第一次主觉验光：

OD：+0.25DS/-2.25DC×10—0.8⁻

OS：+0.25DS/-2.75DC×175—1.0⁻

主觉验光和电脑验光结果差异大，而且总散光和角膜散光情况不符合。估计验光师考虑0.8的裸眼视力已经较好，所以主观验光时散光未做足矫正。

我们做了第二次主觉验光，结果如下：

OD：+0.25DS/-3.50DC×10—0.8

OS：+0.25DS/-4.00DC×175—1.0

第二次主觉验光，柱镜接近电脑验光结果，患者试戴框镜试戴架时表示视物清晰，但头晕不适。

总散光（OD −3.50c×10；OS −4.00c×175）角膜曲率测量角膜散光（OD＝49.5−46.125＝3.375D；OS＝50−45.375＝4.625D）与角膜地形图测量的角膜散光（OD 4.36D OS 4.34D）结果有差异，为高E值造成。

按复曲面RGP处方计算原则，综合考虑上述检查数据得下述处方并定片：

R 7.27/6.90（分别表示RGP后表面两条主子午线上的基弧）+0.25（光度）9.60（镜片总直径）/7.85（光学区直径）

L 7.42/7.01（分别表示RGP后表面两条主子午线上的基弧）+0.25（光度）9.60（镜片总直径）/7.80（光学区直径）

戴片荧光评估结果如下（右眼图4-4-3，左眼图4-4-4）：

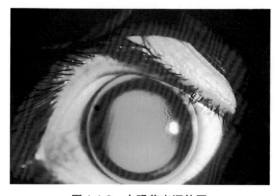

图4-4-3　右眼荧光评估图

右眼（黑点为右眼镜片标记）：中央荧光素淤积，偏紧配适，边缘充盈好（0.6mm），移动好1.5mm。

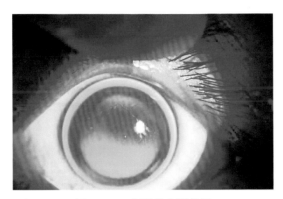

图 4-4-4 左眼荧光评估图

左眼：评估基本满意。边缘充盈稍多（0.8mm）。

1 个月后复查，戴镜主观舒适度满意，戴镜视力 Vod0.8、Vos1.0。戴镜评估如下（右眼图 4-4-5，左眼图 4-4-6）：

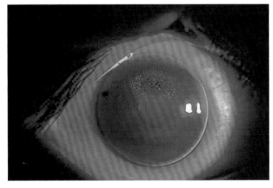

图 4-4-5 1个月后右眼荧光评估图

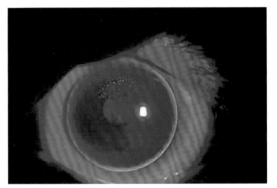

图 4-4-6 1个月后左眼荧光评估图

双眼上方 RGP 镜片后有气泡淤积。边缘荧光素充盈好（约 0.6mm）。镜片活动度好，1.5mm。

摘镜后（右眼图 4-4-7，左眼图 4-4-8）：

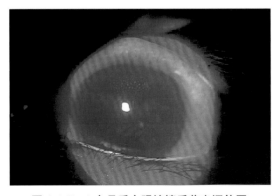

图 4-4-7 1个月后右眼摘镜后荧光评估图

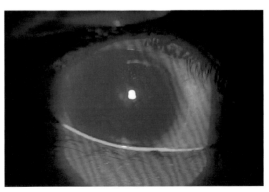

图 4-4-8 1个月后左眼摘镜后荧光评估图

摘镜后裂隙灯评估,双眼角膜上皮无脱落、着色,但上方角膜有气泡压痕。中央配适有些偏陡峭,造成了气泡淤积、形成角膜气泡压痕,边缘配适好。

为了进一步获得理想配适,消除气泡压痕,我们对镜片参数做了进一步调整:镜片两主子午线基弧均再放松 0.1mm 定片。

片到复查,配适理想,气泡消失,视力矫正双眼 1.0$^+$。

三、案例小结

1. 角膜地形图表现为相对对称蝴蝶形态的早期圆锥角膜或可疑圆锥角膜,可以采用复曲面 RGP 矫正。

2. 通过角膜曲率值来计算获得复曲面 RGP 两条主子午线基弧,所以角膜曲率的测量的准确性非常重要。

3. 一般通过电脑验光中获得的角膜曲率测量结果、角膜曲率计、角膜地形图的 simK 这三个参数结果的一致性来判断测量是否准确。当上述三组数值有较大差异时要反复核查有无测量错误,需要排除患者检查时配合不良,或是测量者读数错误。

4. 由于角膜曲率检查的是中央 3mm 的范围,角膜地形图检查的 simK 值是第 6、7、8 环的平均最大屈光力读数和轴向,类似计算机系统计算的角膜两条主子午线的均值。对于特殊角膜形态如圆锥角膜、高 E 值等情况,二者的检查结果会有较大差异。此时后复曲面 RGP 的主子午线基弧需要根据角膜曲率和地形图 simK 结果综合评价取值计算。

5. 验光师在高度散光的验光过程中,常常按框架眼镜的处方原则,为了提高配戴的适应性和舒适性而特意低矫散光。但验配复曲面 RGP 时,验光目的不是验配框架镜,而是获得准确的屈光度。配戴 RGP 时几乎没有散光框架眼镜的带来视物变形的情况,所以需要全矫光度——低矫正散光是此时验光中最容易犯的错误,容易导致复曲面 RGP 计算后光度不足,造成矫正视力不佳。

6. 本案中的第一副镜片配适偏紧而欠满意,和患者圆锥角膜的特殊角膜形态、高 E 值表现有关,根据定片后试戴的情况修正参数获得了满意的配适效果。当地形图表现角膜对称性差,RGP 参数计算没有把握时可以先做试戴片,根据评估结果修正参数后再做正式定片。

第五节　Piggy-back 染色评估技巧

Piggy-back(骑跨式验配)是处理复杂圆锥角膜常用的方法,对于大圆锥、超高曲率圆锥、下方周边圆锥等复杂圆锥往往有很好的治疗效果。

Piggy-back 要求在角膜上先配戴软性角膜接触镜后再戴 RGP,荧光染色评估时,由于软性角膜接触镜吸收荧光素,会造成软性角膜接触镜染色而无法观察。所以,Piggy-back 验配需要一些特殊的染色评估技巧。本文以下面的案例说明。

一、临床案例

男,30 岁,双眼圆锥角膜来诊。

地形图如下(右眼图 4-5-1,左眼图 4-5-2):

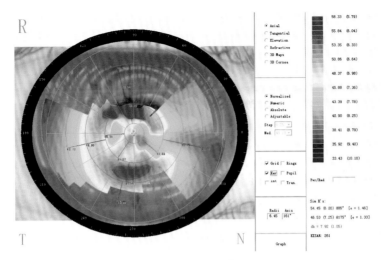

图 4-5-1　右眼角膜地形图

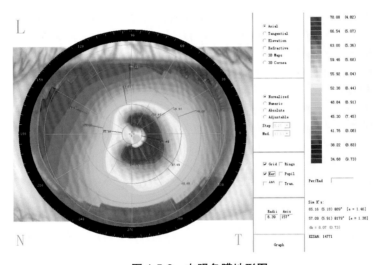

图 4-5-2　左眼角膜地形图

　　地形图看双眼圆锥典型，先尝试使用 ROSE-K 系列圆锥角膜试戴片，左眼可获得良好配适，右眼试戴后，定位差，镜片容易掉出。

　　给予右眼戴基弧 8.6 日抛软性角膜接触镜后，观察软性角膜接触镜在角膜上贴附好，无翘起，说明可以尝试做 Piggy-back 方法验配。

　　如果戴软性角膜接触镜后出现图 4-5-3 中的软性角膜接触镜皱褶，则无法采用 Piggy-back 方法验配。

　　本案患者右眼配戴软性角膜接触镜后情况如图 4-5-4：软性角膜接触镜贴附好。图中黑色箭头示右眼戴软性角膜接触镜后的镜片边缘。

　　右眼戴软性角膜接触镜后的地形图见图 4-5-5，较裸眼原始地形图（图 4-5-1）规则性提高。

　　配戴软性角膜接触镜后，在软性角膜接触镜上再加戴 RGP 试戴片，荧光评估时，要在角膜上方的软性角膜接触镜表面，RGP 镜片范围外染色。

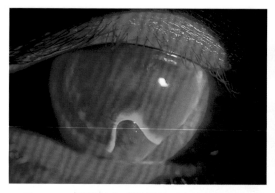

图 4-5-3　戴软性角膜接触镜后出现镜片皱褶

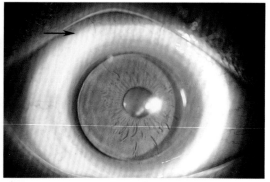

图 4-5-4　右眼 Piggy-back

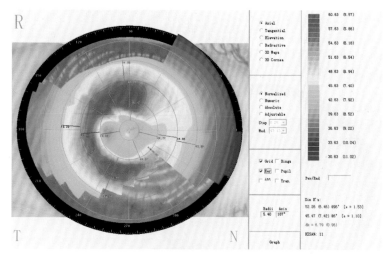

图 4-5-5　右眼戴软性角膜接触镜后的角膜地形图

注意不能直接染在球结膜上，否则软性角膜接触镜会先被染色而导致无法观察。图 4-5-6 中黄色箭头所示为染色点。

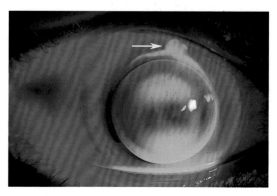

图 4-5-6　Piggy-back 方法染色位置

　　染色后必须在 1 分钟内快速观察评估效果,时间长了软性角膜接触镜会着色,形成一片绿色荧光而无法评估。

　　图 4-5-7 是 1 分钟以后的染色情况,软性角膜接触镜着染,无法观察 RGP 配适情况。

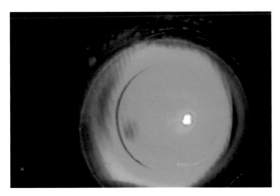

图 4-5-7　软性角膜接触镜的荧光染色

　　获得满意评估后定片,片到双眼配戴舒适度好,视力均矫正到 1.0⁻。

二、案例小结

Piggy-back 验配染色评估技巧:

1. 染色要在角膜上方的软性角膜接触镜表面,RGP 范围外。

2. 染色后要快速观察评估效果,时间一长,软性角膜接触镜染色后评估会变得困难。

3. 一片软性角膜接触镜只有一次染色机会,如果染色评估不满意,只有摘镜并等荧光素消除干净后戴新的软性角膜接触镜再做染色评估。

第六节　巧用 Piggy-back 改善圆锥角膜 RGP 配戴舒适度案例

一、临床案例

　　男,19 岁,6 个月前发现双眼圆锥角膜,在外院验配 RGP,复查诉配戴时异物感强,戴镜时间超过 8 小时就会出现结膜充血,尤以左眼明显。

　　检查如下:左眼角膜中央轻度云翳。

　　地形图如下(右眼图 4-6-1,左眼图 4-6-2):

　　从地形图看,双眼典型圆锥角膜表现,角膜曲率标尺最高值与最低值相差在 30D 左右。左眼角膜中央呈现平坦化,为长期配戴 RGP 导致角膜塑形造成。

　　评估图如下(右眼图 4-6-3,左眼图 4-6-4):

　　右眼:下方圆锥中度接触,与地形图一致。边翘 0.8mm,活动 1.5mm,配适可接受。

　　左眼:圆锥在中下方接触较多。下方镜片翘起明显。由于患者不能提供配戴 RGP 前的原始地形图,结合左眼现有地形图看,估计左眼原来下方圆锥,且更严重,RGP 接触面大,导致角膜塑形效果明显。自然状态下,RGP 落到下方,镜片下缘与结膜接触,导致患者明显的异物感,总体配适不理想。

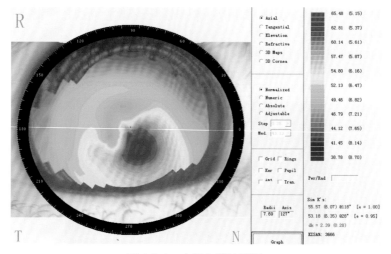

图 4-6-1　右眼角膜地形图

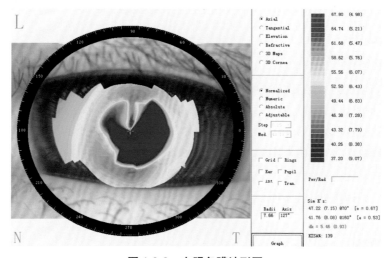

图 4-6-2　左眼角膜地形图

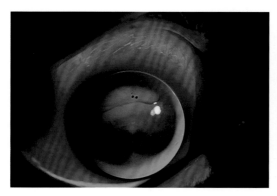

图 4-6-3　右眼荧光评估图

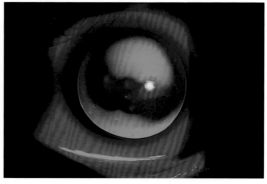

图 4-6-4　左眼荧光评估图

我们尝试了多个参数的试戴片,期望能获得更好的配适,均未成功。所有试戴配适都与目前所用镜片接近。最终,我们在配戴原镜基础上尝试 Piggy-back 方法,获得了较好的结果:

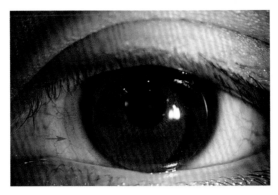

图 4-6-5 右眼 Piggy-back

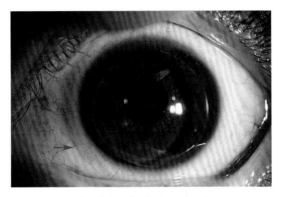

图 4-6-6 左眼 Piggy-back

上两幅图中(右眼图 4-6-5,左眼图 4-6-6),红色箭头标示软性角膜接触镜边缘。软性角膜接触镜活动 0.5mm,软性角膜接触镜上的 RGP(采用患者的原片)定位自然居中,活动度1.5mm。双眼配均适可接受。

由于我们采用的是 −1.00D 的日抛软性角膜接触镜,双眼 Piggy-back 验光为 +0.5D—0.8,所以修正光度后我们给患者定了 −0.50D 的日抛软性角膜接触镜,嘱患者采用此方法戴镜。

1 个月后复查,患者诉原来症状消失,对配戴舒适度非常满意。评估满意。

二、案例小结

1. 圆锥角膜验配复杂,像这样角膜不规则、地形图表现角膜曲率标尺差异非常大的患者,验配 RGP 确实不易获得满意效果。验光师遇到这样的情况,可以考虑采用 Piggy-back方法。

2. 在患者已使用 RGP 的情况下,仍然可以采用 Piggy-back 方法,而光度的差异可以通过调整软性角膜接触镜光度来解决。

第七节　Piggy-back 验配复杂圆锥角膜案例

一、临床案例

男,21 岁,2011 年 3 月因诊断双眼圆锥角膜,到我们视光中心验配 RGP,检查结果如下:

验光处方:OD:−15.00DS−4.50DC×35——0.1

OS:−8.50DS−4.00DC×125——0.12

角膜曲率:OD:6.33/53.32@28　5.54/60.94@118

OS:7.06/47.82@132　6.40/52.73@42

角膜直径 OU:11.5mm

瞳孔直径:6.4mm

角膜地形图如下(右眼图 4-7-1,左眼图 4-7-2):

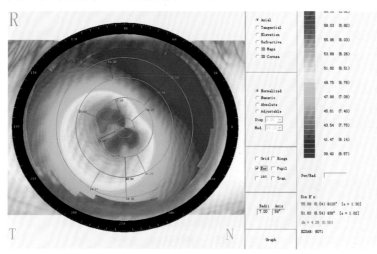

图 4-7-1　右眼角膜地形图

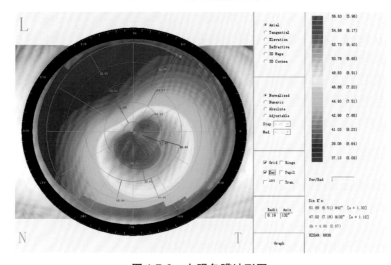

图 4-7-2　左眼角膜地形图

从角膜地形图看该患者圆锥明显，属中期圆锥，经过试戴评估，我们最终找到了相对适合的配适，定片后评估见图：右眼图 4-7-3，左眼图 4-7-4。

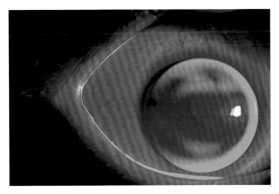

图 4-7-3　右眼荧光评估图

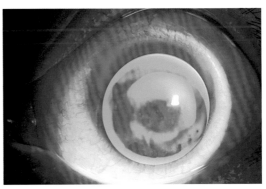

图 4-7-4　左眼荧光评估图

右眼：中央接触稍多，但镜片活动度好，配适稳定，泪液交换充分患者舒适，视力矫正 0.8。

左眼：基本满意，活动度好，配适稳定，泪液交换充分患者舒适，视力矫正 0.8。左眼处方为：6.90/9.2 边翘抬高 0.8。

2012 年 6 月复查，诉左眼容易充血，红痛；右眼无异常。检查如下：

右眼，评估无明显变化，角膜上皮完整无染色。视力矫正 0.8。

左眼评估见图 4-7-5：镜片黏附下方不动，推动困难，荧光不容易进入镜片下。角膜中央上皮轻度点片状脱落，整体表现过紧配适。

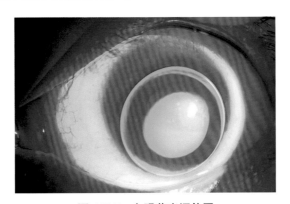

图 4-7-5　左眼荧光评估图

嘱患者停戴后重新试戴评估，最后确定参数为 6.95/9.2，并抬高 0.3 边翘换算，取得配适满意：活动度、泪液交换、边翘均满意，视力矫正 0.8。

2012 年 11 月 19 日，患者复诊，仍诉左眼不适，有红痛症状，右眼无特殊。

检查：右眼评估良好，角膜上皮完整。左眼检查又发现镜片下方固着黏附，不容易推动，评估见图 4-7-6。

嘱患者停戴 1 个月后做地形图（图 4-7-7）：与 1 年前无明显变化。

讨论后我们决定尝试采用 Piggy-back 骑跨式验配：

左眼先配戴 8.5 基弧软性角膜接触镜，裂隙灯观察软性角膜接触镜贴附角膜良好，无皱褶。

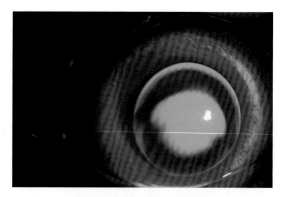

图4-7-6　右眼荧光评估图

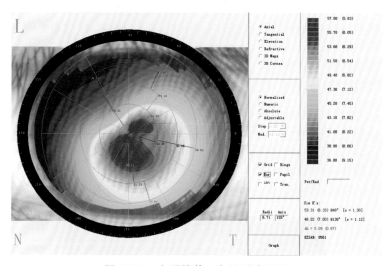

图4-7-7　左眼停戴1个月后地形图

配戴软性角膜接触镜后左眼角膜地形图见图4-7-8：比戴镜前略平坦一些。

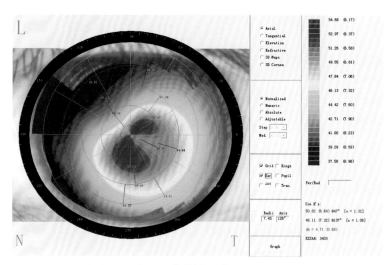

图4-7-8　左眼配戴软性角膜接触镜后地形图

根据配戴软性角膜接触镜后的地形图,使用基弧 7.3mm 的 ROES-K 设计 RGP 试戴片试戴(图 4-7-9),黑色箭头所指为软性角膜接触镜边缘。动态评估良好,软性角膜接触镜、RGP 均有活动,患者舒适度明显提高。

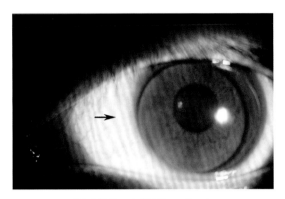

图 4-7-9　左眼 Piggy-back

评估染色见图 4-7-10。

注意染色时,荧光素会渗透到软性角膜接触镜材料中,所以这样的评估是"一次性"的。箭头所指为软性角膜接触镜边缘,RGP 评估配适较无软性角膜接触镜时好。

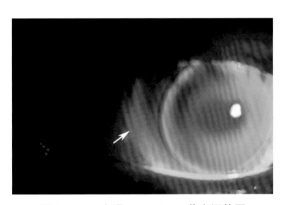

图 4-7-10　左眼 Piggy-back 荧光评估图

最终,我们给患者确定了这样的 Piggy-back 配适,并定片。

取片后患者满意,配戴后原来的症状消失。视力矫正 0.8。连续跟进 18 个月,角膜完好,地形图无明显变化,配适满意,矫正视力 0.8,配戴主观舒适。

二、案例小结

1. 有时复杂的圆锥仅使用 RGP 不容易处理,Piggy-back 骑跨式验配是一个可以尝试的选择。

2. 注意先配戴软性角膜接触镜试试,如果因为圆锥过重,出现软性角膜接触镜皱褶,则不适用此方法。

3. 戴软性角膜接触镜后可以做角膜地形图来选择试戴片。

第八节　使用 Piggy-back 方式验配下方角膜大圆锥案例

一、案例分析

男，24 岁。发现双眼圆锥角膜 2 年。曾在外院尝试配戴 RGP 但一直未成功。
检查地形图如下（右眼图 4-8-1，左眼图 4-8-2）：

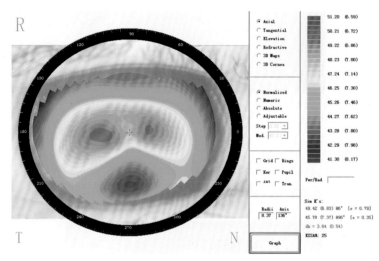

图 4-8-1　右眼角膜地形图

从地形图看，右眼高度逆规散光，地形图表现属于典型变异型圆锥角膜。

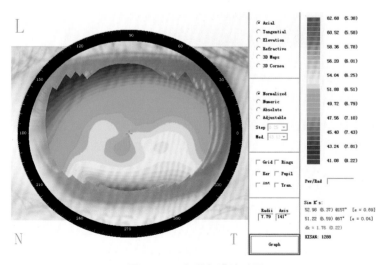

图 4-8-2　左眼角膜地形图

左眼地形图表现为下方大圆锥、高曲率，地形图未测出。

左眼前节照相见图 4-8-3。

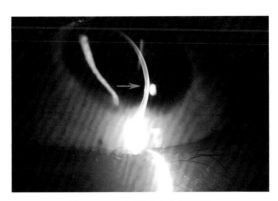

图 4-8-3　左眼下方角膜圆锥

上图显示：左眼下方大圆锥，角膜地形图反复测量均未测到下方圆锥的曲率值，从上图裂隙灯光学切面看（红色箭头所示），角膜曲率过高，超出了角膜地形图的测量范围，所以下方角膜曲率地形图无法测出。

双眼采用普通圆锥角膜试戴片都无法获得良好配适，尤其左眼下方大圆锥，使用所有的常规圆锥试戴片都不稳定，瞬目即掉出。

右眼变异型圆锥角膜采用了 ROSK-IC（不规则设计）片，获得满意的验配，评估效果见图 4-8-4。

左眼使用 Piggy-back（骑跨式验配）方法，先配戴 8.5mm 基弧软性角膜接触镜，然后再使用 7.4mm 基弧的普通超多弧 RGP，配适稳定性提高很多。下方 RGP 有一些翘起，但仍然可接受，试戴 1 小时后，无镜片掉出现象，患者诉异物感明显减少，视力矫正到 0.6，见图 4-8-5：

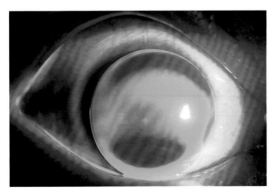

图 4-8-4　右眼采用 ROSK-IC 片的荧光评估图

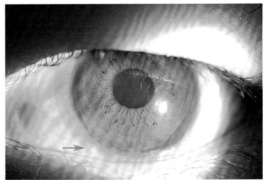

图 4-8-5　左眼戴软性角膜接触镜

图 4-8-5 中，箭头所示为软性角膜接触镜边缘。下方软性角膜接触镜有少量皱褶（红色箭头所指），可以接受。

图4-8-6示：在软性角膜接触镜上再配戴RGP的效果。

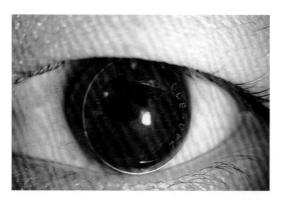

图4-8-6　左眼 Piggy-back

二、案例小结

1. 变异型圆锥角膜采用ROSK-IC（不规则片）可以达到较好的配适效果。

2. 下方圆锥在中晚期圆锥角膜中非常多见，常规RGP验配容易造成镜片下方固着不动，镜片边缘接触到结膜组织，造成角结膜激惹，戴镜舒适度差。

3. 圆锥曲率过大或圆锥顶在下方时可以尝试采用Piggy-back（骑跨式）验配方法，可以使RGP在软性角膜接触镜表面获得更稳定的配适。

4. 采用Piggy-back（骑跨式）方法验配时，动态评估以RGP在软性角膜接触镜表面的活动度为主。要求：软性角膜接触镜要有0.5～1mm左右活动，RGP要有1～2mm活动，泪液交换良好。

5. 采用Piggy-back（骑跨式）验配时，要求角膜前配戴2片接触镜，会影响到镜片的整体透氧性。所以，软性角膜接触镜要采用高透氧的硅水凝胶镜片，而且抛弃周期要比厂家描述的缩短。

6. 患者必需每天严格护理接触镜，避免过夜配戴而造成角膜水肿。

第九节　ACT设计RGP处理复杂圆锥角膜案例

一、临床案例

男，20岁，双眼圆锥角膜，右眼2年前行角膜移植术，左眼圆锥明显。裸视：右眼0.2，左眼0.05，双眼框镜矫正视力不提高。

我们针对患者未行手术的左眼进行RGP验配，过程如下：

左眼地形图见图4-9-1：

初次试戴选择ROSE-K圆锥片设计，试戴评估见图4-9-2和图4-9-3。

由于圆锥在下方，左眼戴镜后下方翘起很大，戴片稳定性非常差，瞬目时极容易掉出。

初次试戴未获得满意效果后，我们尝试使用Piggy-back方法。先配戴软性角膜接触镜时，软性角膜接触镜在颞下方角膜缘处皱褶翘起，照片如下（图4-9-4，图4-9-5）。

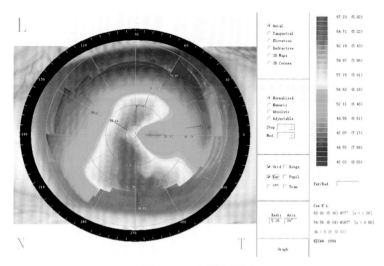

图 4-9-1　左眼地形图

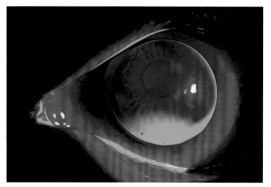

图 4-9-2　ROSE-K 圆锥片荧光评估图 1

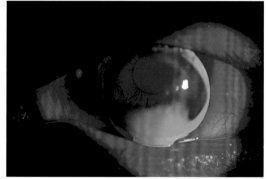

图 4-9-3　ROSE-K 圆锥片荧光评估图 2

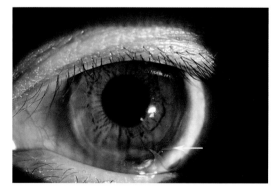

图 4-9-4　戴软性角膜接触镜后镜片皱褶 1（　）

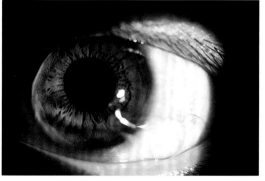

图 4-9-5　戴软性角膜接触镜后镜片皱褶 2（　）

　　由于软性角膜接触镜无法配适，我们只能放弃 Piggy-back 方法。尝试采用下方 1/4 象限基弧变陡的 ACT 设计 RGP，见图 4-9-6：

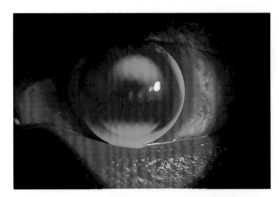

图 4-9-6 ACT 设计 RGP 荧光评估图

下方翘起减少,镜片不再脱出,视力矫正 0.6,患者主观感受满意。

依照试戴片参数定片,镜片到货后再次试戴效果评估同上,矫正视力 0.6,患者诉配戴舒适。

二、案例小结

1. 复杂圆锥角膜中,下方大圆锥比较多,也是比较难处理的一类。遇到这不良配适的患者,我们多采用 Piggy-back 的骑跨式验配处理,但像本案患者这种软性角膜接触镜都无法配适的严重案例,Piggy-back 验配方式也束手无策。

2. ACT 设计是圆锥片的新设计新技术,是指下方 1/4 象限的 RGP 基弧变陡的不对称设计(图 4-9-7)。这样的设计可以处理类似本案患者的下方圆锥问题。

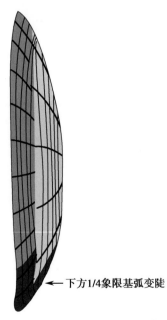

←下方1/4象限基弧变陡

图 4-9-7 ACT 设计 RGP 示意图

其不是一个球面,其中浅色部分是球面,而下方深色部分
的曲率变大(即变陡峭或弯度变大)

3.如果圆锥在上方,则不适合 ACT 设计。在重力作用下,下方 1/4 象限的 RGP 基弧变陡设计无法与角膜上方的圆锥匹配。图 4-9-8 是另外一个圆锥角膜患者,其圆锥在上方,我们尝试过 ACT 设计,连试戴片都无法戴上,反复掉出。最终采用 ROSE K POST GRAFT 设计才找到了满意配适(图 4-9-9)。

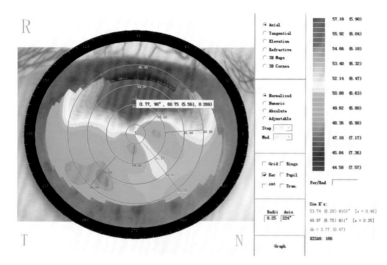

图 4-9-8　上方圆锥角膜

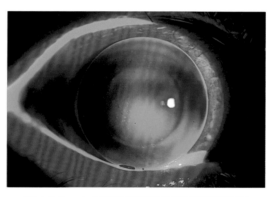

图 4-9-9　上方圆锥角膜的 RGP 荧光评估图

4.圆锥角膜形态多样,圆锥角膜 RGP 的设计也多样,根据地形图特点选择适合的设计很重要。

第十节　Piggy-back + ACT、TP 设计处理复杂圆锥角膜案例

一、临床案例

女,28 岁,诉左眼高度近视要求配镜来诊。检查如下:

电脑验光:

OD:−5.00DS−3.00DC×170

OS:−13.00DS−1.00DC×175

全矫验光：

OD：−5.00DS−3.00DC×170—1.0

OS：−13.00DS−1.00DC×175—0.3

角膜曲率：

OD：7.82/43.15@177　7.12/47.39@87

OS：6.65/50.87@1　5.00/67.58@91

角膜地形图如下（右眼图 4-10-1，左眼图 4-10-2）：

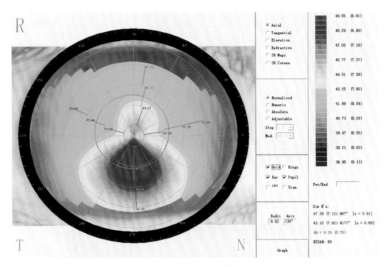

图 4-10-1　右眼角膜地形图

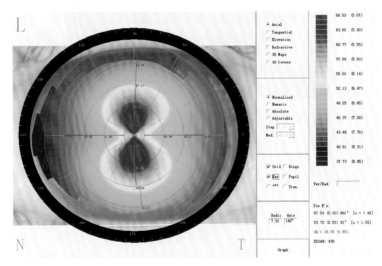

图 4-10-2　左眼角膜地形图

从角膜地形图看这是一个典型的双眼圆锥角膜：右眼下方圆锥，左眼中央圆锥。地形图显示左眼角膜散光高达 16.76D，角膜圆锥和周边曲率差异非常大。从地形图标尺看，右眼标尺差为 49.55−36.95＝12.6D，左眼标尺差为 66.53−37.73＝28.8D，高 E 值。

验光师首先采用 ROSE-K 圆锥片 RGP 进行试戴,试戴片容易掉出,患者异物感强烈。染色评估见右眼镜片容易掉到下方,推到角膜中央后,下方镜片边缘翘起多。左眼,镜片容易掉到下方,推到角膜中央后,上、下方镜片边缘翘起都多。配适不稳定,一直未能找到合适的试戴结果,后我们尝试采用 Piggy-back 方法。

患者双眼戴软性角膜接触镜后裂隙灯检查软性角膜接触镜贴附好,无皱褶,确认可以尝试 Piggy-back 方法验配。

配戴软性角膜接触镜后地形图如下(图 4-10-3 和图 4-10-4):

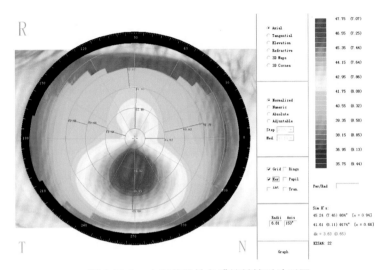

图 4-10-3 右眼戴软性角膜接触镜后地形图

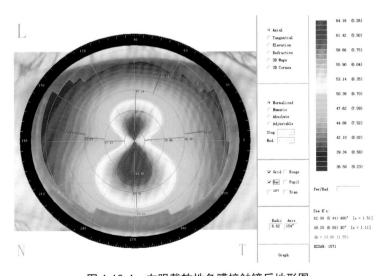

图 4-10-4 左眼戴软性角膜接触镜后地形图
角膜地形图显示配戴软性角膜接触镜后,SIMK、角膜散光都相对变小

软性角膜接触镜上再配戴 ROSE-K 圆锥片后,能获得相对良好的配适,患者诉异物感明显减少。但镜片边缘翘起仍然很多,镜片仍然容易掉出。

　　所以，我们考虑在双眼做 Piggy-back 的基础上，右眼加做 ACT 设计 grade 2 tuck（1.0mm），解决下方翘起造成的镜片配适不稳定问题；左眼做 TP grade 3 tuck（1.3mm）设计，解决上下方翘起的问题。

　　定片后染色评估如下（右眼图 4-10-5，左眼图 4-10-6）：

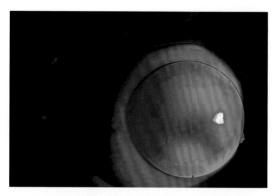

图 4-10-5　右眼定片的荧光评估图
右眼：瞬目后镜片自然居中。下方无翘起

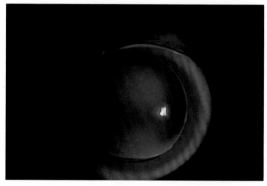

图 4-10-6　左眼定片的荧光评估图
左眼：瞬目后镜片自然居中，下方还有少量翘起，但可接受

　　矫正视力：右眼 1.0，左眼 0.8。双眼镜片上下方翘起大幅减少，镜片不再容易掉出，配适满意，患者舒适度好。

二、案例小结

　　1. 本案患者角膜圆锥明显，常规试戴片不满意。虽然做大直径能更稳定且不容易掉出，但大直径同时会带来更大的边缘翘起、戴片舒适度差的问题。

　　2. 采用 Piggy-back 方法验配，一方面提高了角膜的平滑度，另一方面大幅度提高了戴镜舒适度。

　　3. TP 设计，是指圆锥 RGP 周边环曲面设计，戴片后在镜片上、下方区域基弧变陡峭，可以减少镜片上下方的翘起量，提高配适满意度和戴镜舒适度。在荧光评估时，如果看到上下方区域镜片翘起较多的情况下，可以尝试选择 TP 设计。

　　4. 本案中，针对右眼下方圆锥，采用对应的下方不对称 ACT 设计，减少下方翘起；针对左眼采用周边环曲面的 TP 设计减少上下方边缘翘起,最终获得了良好的配适。本例患者视觉质量大幅度提高,非常满意。

5. 复杂圆锥角膜,应根据角膜地形图特点,同时使用多种验配方法组合,往往能获得更好、更舒适的配适结果和视力矫正。本案中双眼圆锥角膜同时采用了 Piggy-back、ACT、TP 的组合处理,使得单一方式无法解决的配适问题最终获得满意的结果。

第十一节　"火山口"形态圆锥角膜 Piggy-back 验配案例

一、临床案例

男,21 岁,发现双眼视力下降 2 年,诊断圆锥角膜,来我们视光中心做 RGP 验配治疗。

矫正视力:

右眼:矫正不提高—0.1

左眼:−8.50DS−3.50DC×90—1.0

右眼地形图见图 4-11-1:

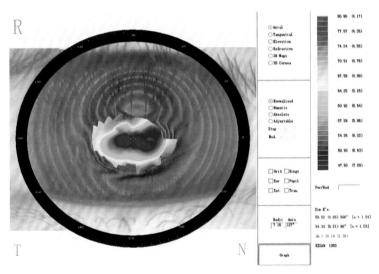

图 4-11-1　右眼角膜地形图

右眼地形图特点:锥顶呈现"火山口"样改变,"火山口"周围圆锥曲率高,对应标尺颜色曲率在 75.00~77.00D 之间,"火山口"曲率平坦,对应标尺颜色曲率在 48.00~50.00D 之间。由于曲率差异过大,超出了地形图的测量范围,所以周边的角膜区域地形图无法测量。这个情况需要使用较陡基弧的圆锥片试戴。

右眼裂隙灯前节照片见图 4-11-2:锥顶处角膜斑翳。

由于"火山口"样的锥顶改变,验配师又做了 OBSCAN 系统的地形图(图 4-11-3),确认锥顶"火山口"处最薄角膜厚度为:465μm

左眼地形图(图 4-11-4)显示特点为:圆锥位于颞下方,曲率最陡处 49~50D 之间,用一般球面设计 RGP 试戴片可行。

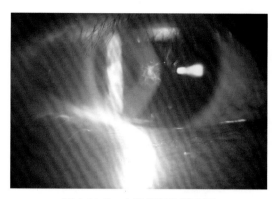

图 4-11-2　右眼锥顶角膜斑翳

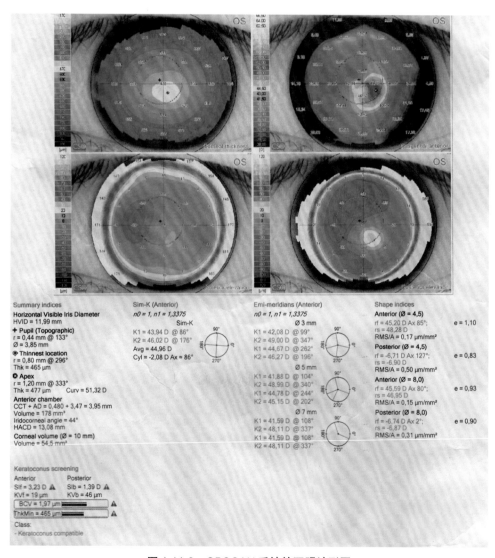

图 4-11-3　OBSCAN 系统的双眼地形图

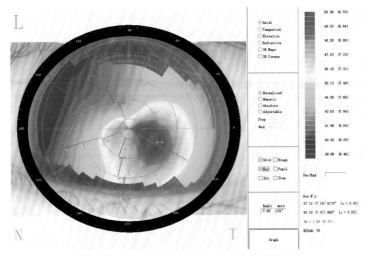

图 4-11-4 左眼角膜地形图

左眼用普通球面设计 RGP 片试戴，找到合适的配适（图 4-11-5），视力矫正 1.0，戴镜主观舒适度满意：

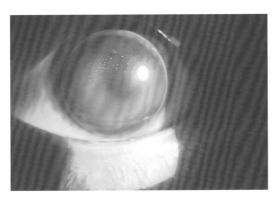

图 4-11-5 左眼普通 RGP 荧光评估图

右眼试戴中验配师发现，当使用相对平的基弧试戴片时，锥顶边界清晰，周边边翘大显现"过平"，镜片稳定性非常差，瞬目很容易掉出。如图 4-11-6 采用 ROSE-K 设计、6.5mm 基弧的试戴片试戴效果：

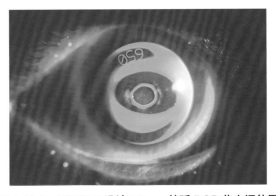

图 4-11-6 ROSE-K 设计 6.5mm 基弧 RGP 荧光评估图

而当采用较陡基弧试戴时,镜片稳定性好,但镜片边缘与角膜紧密接触没有翘起,泪液不容易进入镜片下(需要手推镜片)发生交换,镜片下容易出现大气泡,且不容易排出,显现"过紧"。图4-11-7和4-11-8分别是使用5.9mm与5.8mm基弧的试戴片评估效果。

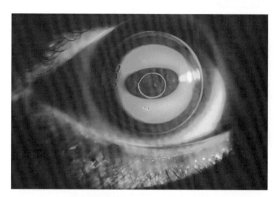

图4-11-7 ROSE-K设计5.9mm基弧RGP荧光评估图

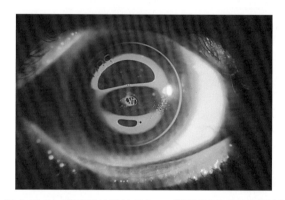

图4-11-8 ROSE-K设计5.8mm基弧RGP荧光评估图

验配师问:右眼不论如何调整,"平"或者"紧",镜片下始终有难以排除的气泡,这是否是RGP不能处理的圆锥,需要角膜移植手术?

二、案例分析

1．右眼圆锥呈现"火山口"形态,最薄处角膜厚度465μm,角膜无水肿,无穿孔征兆。没有穿透性角膜移植指征,可以通过RGP进行光学矫正提高视力。

2．右眼圆锥周围屈光度75.00～77.00D,而锥顶屈光度48.00～50.00D,相差25～27D,而形成周边"高"中间"低"的"火山口"。试戴时表现为锥顶的凹陷"火山口"形成较大的镜片与角膜间空隙,所以无论如何调整试戴片基弧参数,都会有难以排除的气泡存在而严重影响矫正视力。

3．试戴时,如果按锥顶"火山口"相对平坦的曲率做配适,则周边会表现镜片翘起过多,镜片稳定差,容易掉出;如果按"火山口"周围相对平坦的曲率做配适,则周边会表现镜片边缘与角膜紧密接触无翘起,泪液不容易进入镜片下发生交换。

4．采用按锥顶"火山口"相对平坦的曲率做配适是不合适的,除镜片稳定性差外,RGP

镜片容易对锥顶过度压迫而造成角膜斑翳扩大,甚至角膜感染等更严重并发症。

5. 采用按"火山口"周围相对平坦的曲率做配适,出现的过"紧"表现,是由于镜片边翘不够造成的问题,可以通过抬高边翘来解决。当边翘抬高后,泪液交换充分,气泡可以减少甚至消失。

根据上述分析,我们定制: 5.7/8.9/−16.00,同时边翘抬高 2.0 的 ROSE-K 试戴片。片到试戴评估见图 4-11-9:

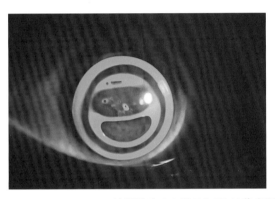

图 4-11-9　5.7/8.9/−16.00 边翘抬高 2.0 的 ROSE-K 荧光评估图

图 4-11-9 显示:右眼锥顶处接触面相对小,边翘略偏宽,泪液容易在镜片下交换,镜片稳定性很好,不会掉出。但中央仍有较大的气泡无法自然排除,严重影响矫正视力。

该试戴片与上面的标准 5.8 基弧试戴片评估图(图 4-11-8)相似但边翘配适改善了。

改变戴镜方式如下:嘱患者低头位戴镜,镜片凹面滴入润眼液。同时保证戴镜时镜片凹面水平以排除气泡。戴镜后荧光评估图见图 4-11-10:

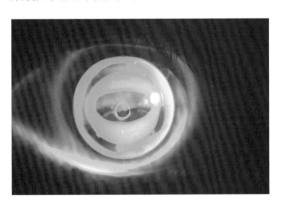

图 4-11-10　低头位戴镜后的荧光评估图

虽然大幅减少了镜片下气泡,但"火山口"处仍然有气泡而影响视力矫正效果。可以判断,这个镜片是可以获得满意配适的,问题是如何排除"火山口"的气泡。

考虑到 Piggy-back 方式可以让角膜圆锥相对"规则化、平滑化",软性角膜接触镜也许能填充"火山口"的间隙,而减少气泡,我们又采用了 Piggy-back 方法验配做尝试:

戴 −1.00D 的日抛软性角膜接触镜后再低头位戴此试戴片,荧光评估见图 4-11-11:锥顶区再无气泡,镜片下荧光均匀,边翘合适,软性角膜接触镜活动度 0.5mm,RGP 镜片活动度 1.5mm。图中红色箭头所指为软性角膜接触镜边缘。患者主观舒适度大幅提高,视力矫正 0.6。

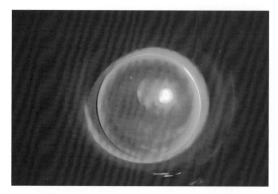

图 4-11-11　Piggy-back 戴镜荧光评估图

通过 RGP 凹面滴入润眼液 + 低头位戴镜,结合 Piggy-back 方法,让这个复杂圆锥角膜获得了理想的配适,良好的戴镜舒适度和满意的 0.6 矫正视力。

其原有的锥顶处角膜斑翳也许是造成了视力不能进一步矫正的原因。

三、案例小结

这个圆锥角膜的验配很复杂,很困难,患者一度准备放弃,但我们还是通过耐心的尝试成功地处理并获得了满意的结果。所以:

1. 圆锥角膜的角膜移植术一定要把握好手术指征,很多复杂的中期,甚至晚期圆锥角膜都是可以通过 RGP 获得良好的治疗效果的,不一定都需要角膜移植手术。

2. 对圆锥角膜患者做 RGP 验配治疗时,要有耐心,和患者充分沟通、解释以获得认可和配合。

3. 圆锥角膜的试戴片,在除了标准的不同基弧试戴片外,可以针对性地定制特殊的(如不同边翘)的试戴片来使用。我曾经处理过一个圆锥角膜的验配,过程中定制了 4 副试戴片才找到合适的配适,复杂圆锥的 RGP 配适,困难程度由此可见一斑。

4. 在复杂圆锥角膜的 RGP 验配中可以尝试 Piggy-back 方法,常常能处理使用单片 RGP 不能解决的问题。

第十二节　边翘调整对圆锥角膜 RGP 配适影响案例

一、临床案例

女,38 岁,双眼圆锥角膜来诊,双眼角膜地形图如下(右眼图 4-12-1,左眼图 4-12-2):

双眼地形图表现中下方圆锥,锥顶曲率在 70.00～80.00D 之间。通过多次试戴,评估,我们做了第一副试戴片数据如下:

右眼:基弧 6.0/ 直径 9.2/ 边翘抬高 0.5(图 4-12-3)。

左眼:基弧 5.7/ 直径 9.2/ 边翘抬高 2(图 4-12-4)。

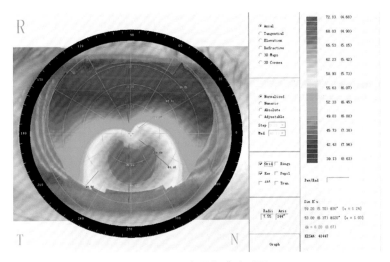

图 4-12-1　右眼角膜地形图

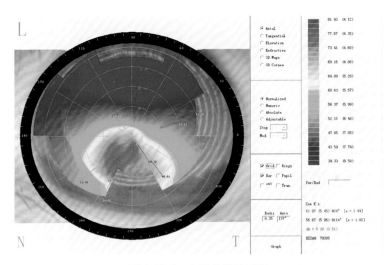

图 4-12-2　左眼角膜地形图

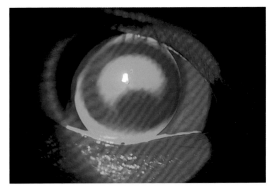

图 4-12-3　右眼基弧 6.0/ 直径 9.2/ 边翘抬高 0.5

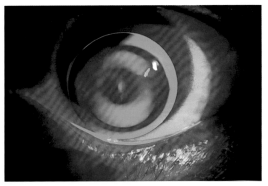

图 4-12-4　左眼基弧 5.7/ 直径 9.2/ 边翘抬高 2

右眼：镜片下坠，定位差，中周部接触多，锥旁泪液池偏大，整体感觉配适偏紧。期望通过加直径和放松基弧来完善。

左眼：镜片下坠，容易掉出，边翘过大。期望减少边翘来改善。由于左眼圆锥曲率比较陡，不宜使用更大的直径。

我们按上述评估做了第2副试戴片调整，参数如下：

右眼　基弧6.1/直径9.6/边翘抬高0.5（图4-12-5）。

左眼　基弧5.7/直径9.2/边翘抬高1（图4-12-6）。

到片评估如下：

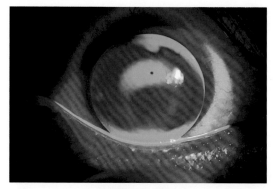

图4-12-5　右眼基弧6.1/直径9.6/边翘抬高0.5

右眼：较第一次试戴片基弧放松，直径加大，稳定性较前改善，边翘适中，泪液交换好。视力矫正到0.8，患者主观舒适度好

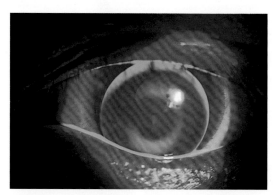

图4-12-6　左眼基弧5.7/直径9.2/边翘抬高1

左眼：较第一次试戴片边翘降低。镜片稳定性好，但边翘少，泪液交换差。说明边翘又过低了，期望再提高一些边翘来解决

按上述评估再做正式片，调整参数如下：

右眼：基弧6.1/直径9.6/边翘抬高0.5（右眼按第2次试戴片做）（图4-12-7）。

左眼：基弧5.7/直径9.2/边翘抬高1.5（边翘比第一次试戴片低而比第二次试戴片高一些）（图4-12-8）。

片到评估如下：

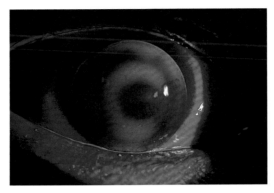

图 4-12-7　右眼基弧 6.1/ 直径 9.6/ 边翘抬高 0.5

右眼：锥顶少量接触，边翘 1.0mm，活动度 2mm，泪液交换好。视力矫正 0.8

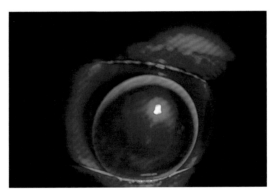

图 4-12-8　左眼基弧 5.7/ 直径 9.2/ 边翘抬高 1.5

左眼：定位可，锥顶接触稍多，可接受，边翘 0.8mm，活动 2mm，泪液交换好。矫正视力 0.8

本案验配后 1 个月回访，患者配戴主观感受好，视力满意，角膜透明，无着色。

二、案例小结

1. 本案是一个复杂的圆锥角膜，下方圆锥且圆锥曲率值大。一般验配时容易镜片下坠或定位偏下，上方镜片翘起，镜片不能覆盖瞳孔，而导致配适差容易失败。我们通过多次试戴和定制试戴片，通过对基弧、直径，尤其是边翘的修改，最终达到相对满意的配适。

2. RGP 的边缘翘起，决定着泪液交换的程度，在配适评估时非常重要：过大边翘泪液交换好，但镜片配适不稳定，容易掉出且舒适度差；过小边翘泪液交换差，容易出现角膜并发症，但镜片配适相对稳定，不会掉出、舒适度好。

3. 圆锥角膜 RGP 理想配适的边缘荧光在 0.6～0.8mm 之间。

4. 圆锥角膜千变万化，每一个患者都是独特的，验配时要先详细研究角膜地形图，根据地形图选择合适设计的圆锥片试戴，如果不能确认时，可以定做专属的试戴片不断修改参数来达到最终的满意配适。

第十三节 一个追踪6年的特殊圆锥角膜案例

一、临床案例

2008 年 8 月，一家长因患儿（当时 8 岁）视力差，在当地医院就医，诊断双眼圆锥角膜。2008 年 9 月 1 日在外院做的地形图如下（右眼图 4-13-1，左眼图 4-13-2）。

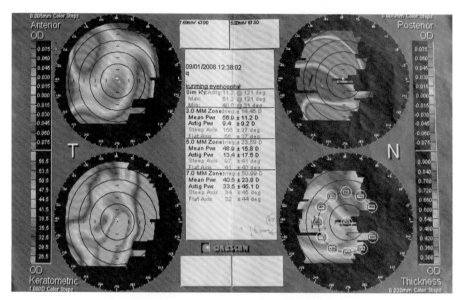

图 4-13-1 2008 年的右眼角膜地形图

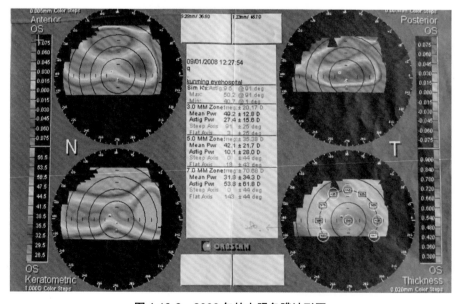

图 4-13-2 2008 年的左眼角膜地形图

检查标示右眼角膜最薄处 36μm；左眼角膜最薄处 280μm。对比正常中央角膜 500～550μm 的厚度，当时医生建议角膜移植手术，但家长因惧怕风险而拒绝了手术。

家长带患儿找到我们，寻求非手术的治疗方案。当时我们给患儿做的前节照片如下（图 4-13-3）：

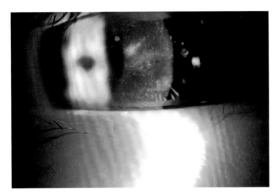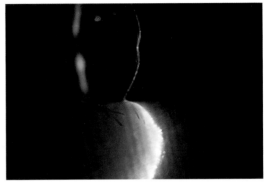

图 4-13-3　2008 年的右眼角膜情况

图 4-13-3 是右眼的裂隙灯前节照片，圆锥顶形成火山口样形态，角膜光学切面呈 M 形。对应角膜中央"菲薄"的 36μm 厚度。

我们进行 RGP 验配染色评估时，右眼锥顶的火山口样区域由泪液填充形成一个中央部菱形荧光充盈淤积区，见图 4-13-4。左眼 RGP 验配无特殊。配戴 RGP 后，矫正视力从 OD0.1、OS0.2 提高到 OD0.5、OS0.8。

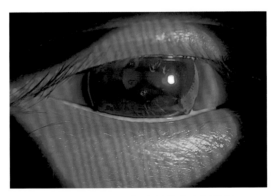

图 4-13-4　2008 年右眼的荧光评估图

2009 年 5 月复诊，地形图如下（图 4-13-5～图 4-13-6）：

从地形图看，双眼的角膜规则性较前提高。配戴舒适，无特殊，矫正视力 OD0.6、OS0.8。

2014 年 2 月 25 日，时隔 6 年后，再来复查地形图如下（图 4-13-7～图 4-13-8）：

患者于外院行角膜地形图（图 4-13-9～图 4-13-10）检查显示角膜厚度最薄处为 OD383μm（图 4-13-11），OS369μm（图 4-13-12）。

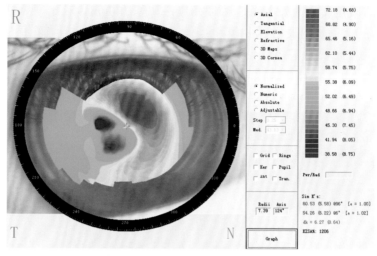

右眼地形图中央的紫色曲率平坦区域对应原来 RGP 评估图中的菱形荧光充盈淤积区

图 4-13-5　2009 年右眼的角膜地形图

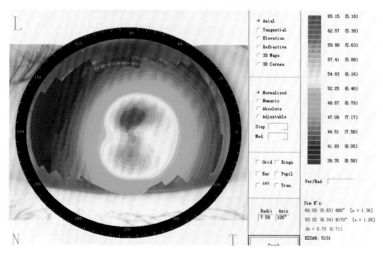

图 4-13-6　2009 年左眼的角膜地形图

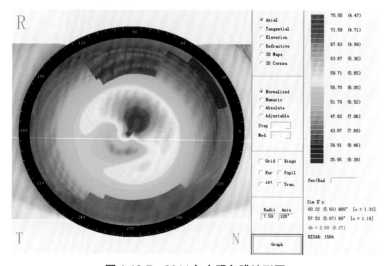

图 4-13-7　2014 年右眼角膜地形图

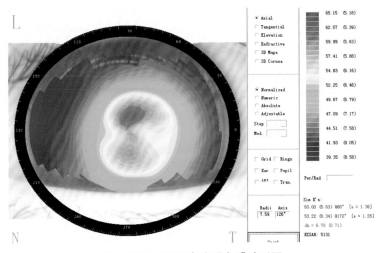

图 4-13-8 2014 年左眼角膜地形图

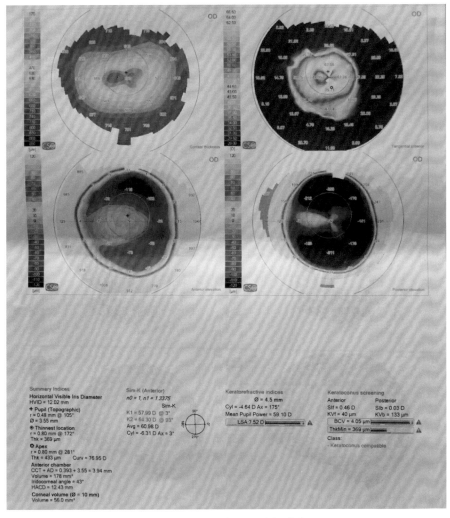

图 4-13-9 2014 年右眼外院角膜地形图

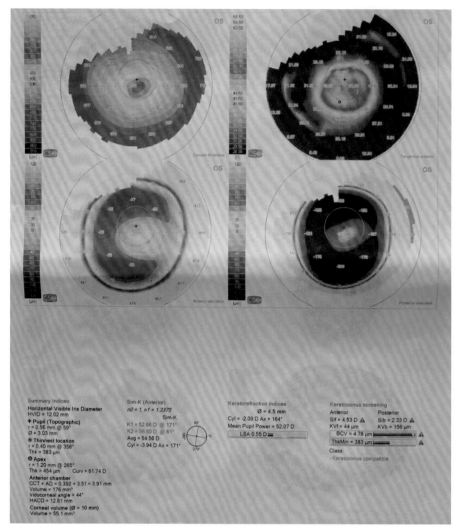

图 4-13-10 2014 年左眼外院角膜地形图

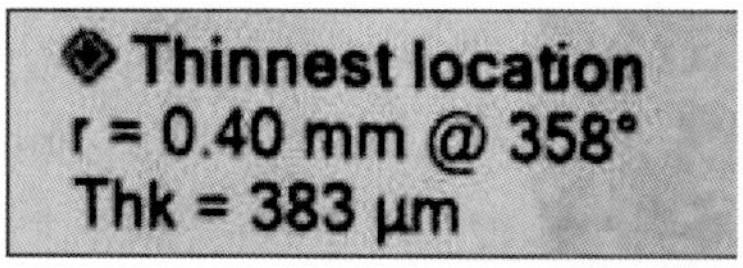

⬧ Thinnest location
r = 0.40 mm @ 358°
Thk = 383 μm

图 4-13-11 2014 年右眼角膜最薄处厚度

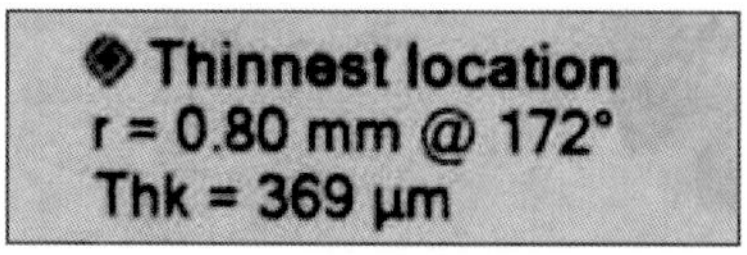

⬧ Thinnest location
r = 0.80 mm @ 172°
Thk = 369 μm

图 4-13-12 2014 年左眼角膜最薄处厚度

　　前节照片如下：双眼睑结膜基本光滑，未见大乳头滤泡等结膜并发症（图 4-13-13）。

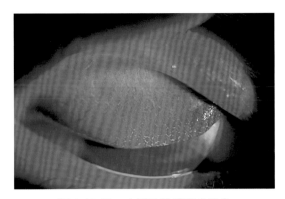

图 4-13-13　右眼睑结膜荧光染色

双眼角膜上皮少量点状脱落（图 4-13-14）。

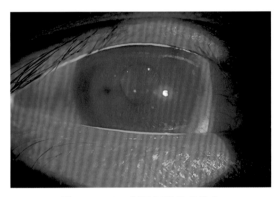

图 4-13-14　右眼角膜荧光染色

右眼采用裂隙光学切面未能获得清晰照片，但 6 年前观察到的 M 形切面已无明显体现。提示是否原来的"36μm 的菲薄角膜"增厚了？

右眼 RGP 荧光评估图（图 4-13-15）中，6 年前可见的菱形荧光充盈淤积区，已无明显表现。

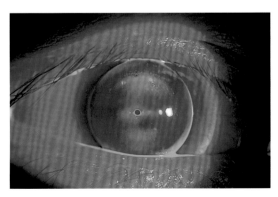

图 4-13-15　右眼 RGP 荧光评估图

左眼荧光评估图见图 4-13-16：

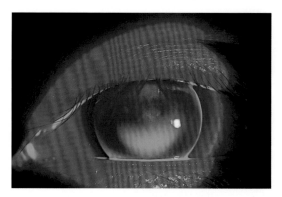

图4-13-16 左眼荧光评估图

双眼矫正视力OD0.8⁻、OS0.8。

附注说明：

该患者居住地十分偏远，所以不能按要求定期复查。6年间主要靠验配师与其家长电话沟通了解为主。过程中患儿一直无配戴不适，到当地眼科检查角膜完好，所以期间用同参数换过一次RGP镜片邮寄给他。

二、案例小结

1. 圆锥角膜不一定是圆锥形态，本案中的圆锥表现为"火山口"形态。

2. 长期戴RGP后，圆锥角膜规则性提高，考虑由于RGP对圆锥的限制和塑形作用造成。

3. 本案中右眼圆锥角膜最薄处由36μm增厚到了383μm；左眼角膜最薄处也有增厚表现从280μm到369μm。第一次外院地形图测量角膜厚度36μm，当时裂隙灯光学切面显示圆锥处很薄（从照片目测最薄处角膜厚度约为周边组织的1/8，可证实该地形图的测量应该是相对准确的）。另外，一直以来圆锥处角膜组织都透明，无瘢痕愈合痕迹，可初步排除因瘢痕化愈合造成的增厚。所以，我们考虑是配戴RGP时，硬镜产生的塑形作用于基质层导致了角膜厚度均匀化造成。

4. 虽然本案初次检查表现角膜菲薄，但也不一定需要做角膜移植手术。笔者认为本案中仅表现为角膜薄，并没有角膜水肿、穿孔迹象，没有手术指征，可暂不考虑角膜移植手术治疗。

5. RGP配戴过程中，矫正视力不断提高。考虑是由于圆锥角膜规则性提高形成稳定配适和配戴适应造成。

6. 一般圆锥角膜好发于青少年，本案却是8岁就发现很典型的圆锥，比较少见。

第十四节 角膜屈光术后继发圆锥角膜验配RGP案例

一、临床案例

女，30岁，右眼视力下降2年，戴镜视力无法提高。4年前行过双眼LASI术。检查结果见表4-14-1：

表 4-14-1 基础视光检查资料

眼别	裸眼视力	电脑验光	主观验光
OD	0.2	$-3.00DS-6.50DC \times 31$	$-3.00DS-4.50DC \times 31-0.4$
OS	1.0	$-0.25DS-0.25DC \times 20$	pl—1.0

角膜地形图如下(图 4-14-1 和图 4-14-2):

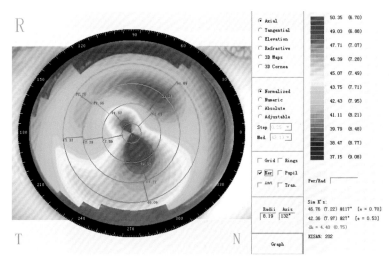

图 4-14-1 右眼角膜地形图

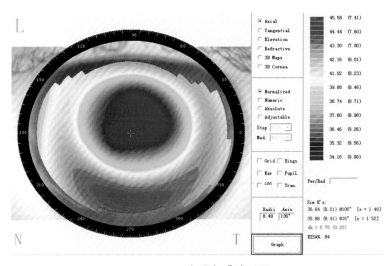

图 4-14-2 左眼角膜地形图

本案例依据地形图结果,右眼属于典型角膜屈光术后的继发性圆锥角膜,左眼无特殊。

角膜地形图显示:右眼继发性圆锥在中央偏下方,采用普通球面设计标准 RGP 试戴片尝试。找到中央配适初步满意的试戴片(基弧 7.6mm,直径 9.4mm)见图 4-14-3:

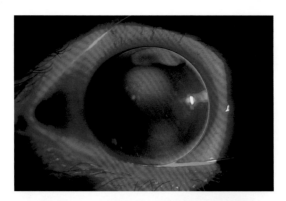

图 4-14-3 右眼普通 RGP 的荧光评估图

从评估图中看，锥顶和镜片轻度接触，但中周边镜片配适偏紧，且 3、9 点位置边缘翘起略少。镜片活动 0.5mm，镜片容易掉到下方。

为了减少中周部的过紧配适，我们尝试缩小直径，在此基础上定做直径 9.0mm 的试戴片，并按片上验光结果修正光度。片到后试戴如下（图 4-14-4）：

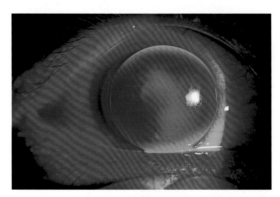

图 4-14-4 9.0mm 直径的荧光评估图

镜片容易偏位，定位差，镜片活动度 3mm，容易掉出，视力波动严重。

为了稳定镜片定位，需要增加直径，但大直径又容易造成镜片偏紧配适，所以我们换用大直径且边缘翘起高的 ROSE-K 设计 RGP 试戴片（基弧 7.5mm，直径 10.0mm），见图 4-14-5：

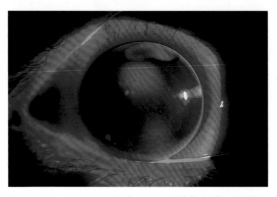

图 4-14-5 ROSE-K 设计 RGP 试戴片的荧光评估图

中央锥顶轻度接触,中周部配适偏紧,边缘翘起不够,镜片活动度 0.5mm,容易固着在下方。根据片上验光结果修正光度后,抬高镜片边缘翘起定片:基弧 7.5mm,光度 −9.75D,直径 10.00mm,边缘翘起标准抬高 0.7。片到评估如下(图 4-14-6):

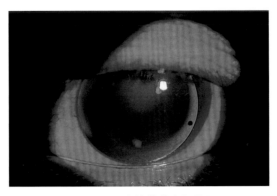

图 4-14-6　定片的荧光评估图

中央锥顶轻度接触,中周边配适可,边缘 0.8mm,镜片活动度 1.0mm。视力矫正 1.0,主观舒适度可。

二、案例小结

1. 继发性圆锥角膜是角膜屈光手术后的常见并发症,继发性圆锥会逐渐增长,框架眼镜或软性角膜接触镜角膜接触镜视力矫正效果差,RGP 是这类并发症的矫正首选。

2. 角膜屈光手术后继发性圆锥常见从角膜颞下方开始发展。

3. 角膜屈光术前高屈光度患者,术后容易发生继发性圆锥角膜。这样的患者近视度数高,角膜切削量大,导致术后角膜曲率非常平,RGP 验配也比原发性圆锥角膜更困难。

4. 根据继发性圆锥的程度,从普通球面设计 RGP 开始试戴,先找到满足中央配适要求的试戴片,再根据中周边配适调整边缘翘起、直径等参数。严重和复杂的圆锥,需要尝试针对角膜屈光术后继发性圆锥的专用 RGP 设计(如 ROSE-K PG、IC 设计);更复杂的圆锥需要采用 Piggy-back 验配方法。

5. 必要时,为患者定制试戴片,根据满意的试戴结果调整参数再定片。

6. 若双眼均行屈光手术,一眼发现术后继发性圆锥角膜,另一眼必须密切随访观察。

第十五节　RGP 对圆锥角膜塑形作用案例

一、临床案例

男,23 岁,双眼视力进行性下降 2 年,2008 年 7 月 18 日在外院诊断为双眼圆锥角膜后,到我们视光中心验配 RGP。

2008 年 7 月 18 日初诊:

VOD: 0.1

VOS: 0.1

双眼角膜透明，前后段检查无特殊。角膜地形图显示圆锥角膜如下图（右眼图 4-15-1，左眼图 4-15-2）

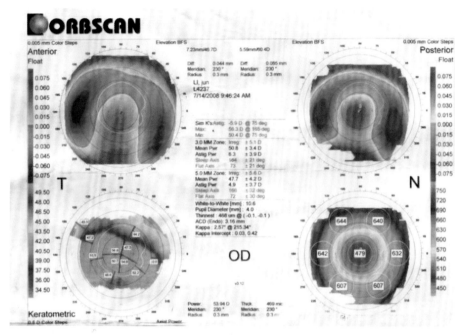

图 4-15-1　2008 年的右眼角膜地形图

右眼 SIMK 56.3@165 50.4@75 圆锥位于中央和下方，范围大。

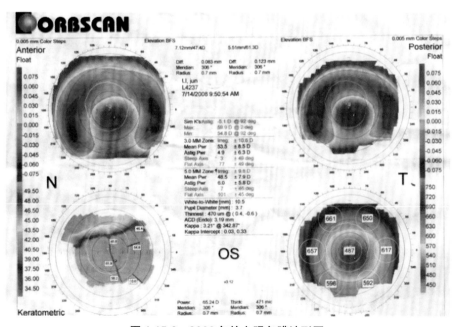

图 4-15-2　2008 年的左眼角膜地形图

左眼 SIMK 59.9@2 54.8@92 圆锥位于中央和下方，范围大。圆锥较右眼严重。

按 ROSEK 圆锥角膜 RGP 配适原则，当时做了双眼 RGP 配戴。

右眼基弧为 6.7mm，左眼基弧为 6.3mm，获得了良好的配适。患者配戴 1 周后完全适应镜片，RGP 矫正视力达到右眼 0.8，左眼 0.2，评估结果好，活动度好。

第一次复查：

2009 年 6 月 26 日，戴镜 11 个月后复查。角膜地形图如下（图 4-15-3 和图 4-15-4）：

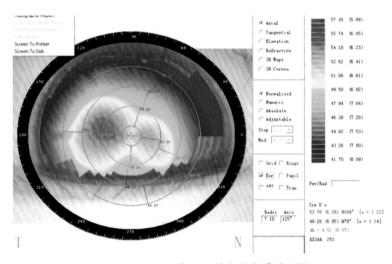

图 4-15-3　2009 年 6 月的右眼角膜地形图
右眼 SIMK 53.78@169 49.26@79，最高曲率 55.74（上图中圆锥最红处）配适可接受

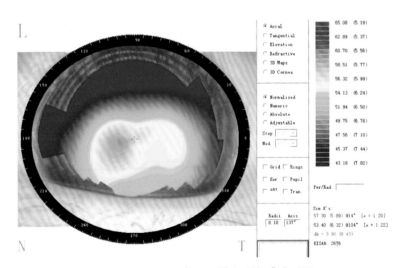

图 4-15-4　2009 年 6 月的左眼角膜地形图
左眼 SIMK 57.3@14 53.4@104 配适可接受。继续配戴

第二次复查:

2009年11月29日,戴镜16个月后复查。角膜地形图如下(图4-15-5,和图4-15-6):

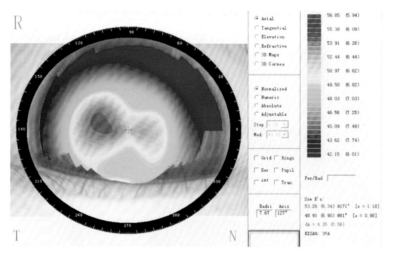

图 4-15-5　2009 年 11 月的右眼角膜地形图

右眼 SIMK 53.26@171 48.91@81 最高曲率 54.44(上图中圆锥最红处)

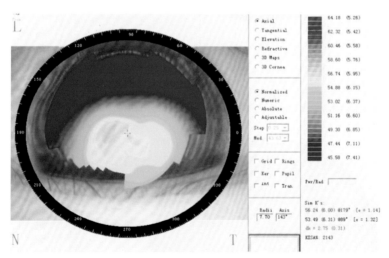

图 4-15-6　2009 年 11 月的左眼角膜地形图

左眼 SIMK 56.24@179 53.49@89 双眼评估配适良好,继续配戴。

第三次复查:

2010年6月28日复查,戴镜2年。角膜地形图如下(图4-15-7和图4-15-8):

本次复诊评估图如下(右眼图4-15-9,左眼图4-15-10):

从初诊到第三次复查的角膜地形图 SIMK 变化如下(右眼:表 4-15-1,左眼:表 4-15-2):

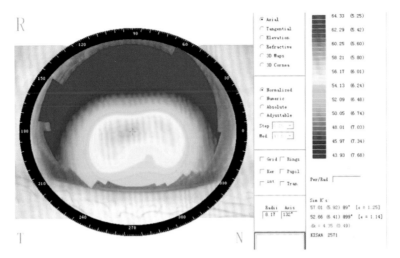

图 4-15-7 2010 年 6 月的右眼角膜地形图
右眼 SIMK 57.01@9 52.66@99 最高曲率 54.04（上图中圆锥最红处）

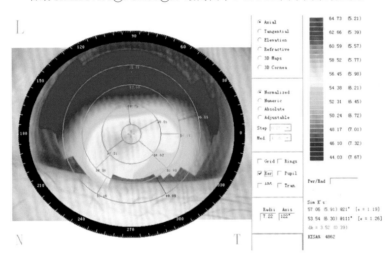

图 4-15-8 2010 年 6 月的左眼角膜地形图
左眼 SIMK 57.06@21 53.54@111

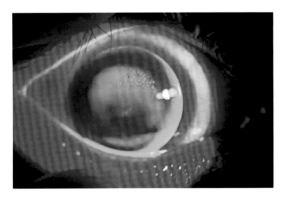

图 4-15-9 2010 年 6 月右眼荧光评估图
右眼：配适偏紧，中央出现镜片下气泡，角膜曲率也较前面的检查变陡，所以本次镜片需要更换

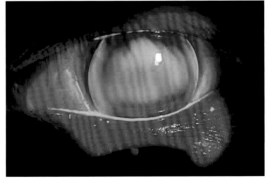

图 4-15-10 2010 年 6 月左眼荧光评估图
左眼评估可接受

表 4-15-1　右眼角膜地形图 SIMK 变化表

地形图 SIMK	初诊 （2008 年 7 月 18 日）	第一次复诊 （2009 年 6 月 26 日）	第二次复诊 （2009 年 11 月 29 日）	第三次复诊 （2010 年 6 月 28 日）
右眼水平方向	56.3@165	53.78@169	53.26@171	57.01@9
右眼垂直方向	50.4@75	49.26@79	48.91@81	52.66@99

从 SIMK 看右眼角膜曲率变陡，但地形图显示角膜较初诊时规则。这个可能和镜片偏陡，评估偏紧有关系。

表 4-15-2　左眼角膜地形图 SIMK 变化表

地形图 SIMK	初诊 （2008 年 7 月 18 日）	第一次复诊 （2009 年 6 月 26 日）	第二次复诊 （2009 年 11 月 29 日）	第三次复诊 （2010 年 6 月 28 日）
左眼水平方向	59.9@2	57.3@14	56.24@179	57.06@21
左眼垂直方向	54.8@92	53.4@104	53.49@89	53.54@111

从 SIMK 看左眼角膜曲率变平坦，而且地形图显示角膜较初诊时规则。镜片评估与圆锥匹配好，塑形作用好。

处理：

戴镜片 2 年，时间较长（RGP 寿命一般在 1 年半），并且右眼出现偏紧配适，需要换片。

重新试戴处理，右眼评估如下图（图 4-15-11）：

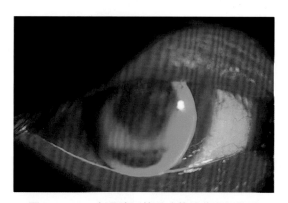

图 4-15-11　右眼放平基弧试戴的荧光评估图

右眼基弧变平，使用 6.9mm 的基弧，荧光评估满意（矫正视力从原来的 0.8 提高到 1.0）。左眼基弧仍使用原来的 6.3mm（片上验光后矫正视力从原来的 0.25 提高到 0.4）。

二、案例小结

1. RGP 对圆锥角膜有塑形作用，因此圆锥角膜的患者要定期跟踪观察。一般半年复查一次。

2. 每次复查时注意角膜地形图的变化。观察 SIMK、轴向、圆锥顶（最高曲率）等数值的变化,如果发现曲率变化较大,必须寻找原因。如果曲率变陡,可能是圆锥的进展变化,也可能是配适的问题,如本例右眼偏陡,使角膜曲率变陡。

3. 发现问题要及时处理镜片,重新定制与角膜圆锥匹配的镜片。本案前期的复查都显示配适良好,地形图显示角膜曲率变平,直到最后一次复查发现右眼镜片偏陡。可能和镜片使用时间长,产生了形变有关。

4. 镜片到使用寿命要及时更换,避免出现并发症。

第十六节　被误诊为圆锥角膜的案例

一、临床案例

一个患者家长电话咨询:11岁的儿子于外院检查,一年间内双眼散光均增加400度,医生怀疑圆锥角膜。病史情况如下:

男11岁,外院检查如下:

戴镜一年,原镜:OD:−4.00DC×1—0.4　OS:−3.00DC×180—0.6

裸眼视力:OU　0.25

角膜曲率测量:

R　8.54/39.5@5　　　7.35/45.875@95

L　8.37/40.375@180　7.43/45.375@90

主觉验光:OD:−7.00DC×10—0.8　OS:−6.00DC×180—0.8

角膜地形图如下(右眼图4-16-1,左眼图4-16-2):

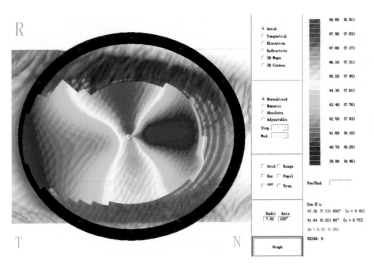

图4-16-1　右眼角膜地形图

圆锥角膜确实是好发于青少年的常见病,初期也常常表现为散光的快速增加。

验光师认为:验光发现双眼高度散光,对比一年前的光度情况,散光快速增加,而且到600度以上了,考虑圆锥角膜可能。

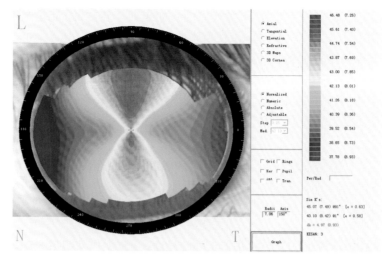

图 4-16-2　左眼角膜地形图

我们复核了检查结果，仍获得同上述一致的结果。从角膜地形图看，双眼地形图"蝴蝶"对称，角膜曲率最高也在 47D 左右，但仅依据此两项，还不能确诊圆锥角膜。

继续追问患者，发现其在一年前于外院也曾做过角膜地形图，如下（右眼图 4-16-3，左眼图 4-16-4）：

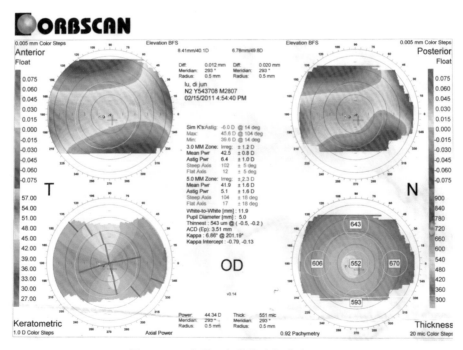

图 4-16-3　右眼一年前外院角膜地形图

对比双眼一年前后的地形图，发现其实变化不大，其双眼角膜散光一年前就是这么大，只不过配镜没有给足散光而已。

综合分析，该患者诊断为高度散光，但圆锥角膜可排除。

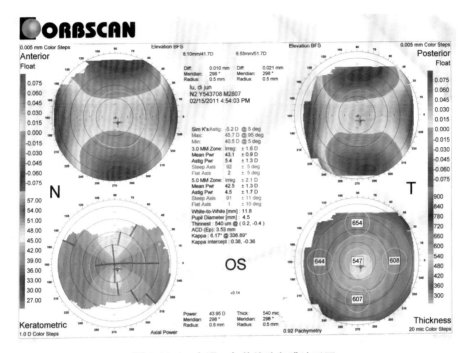

图 4-16-4 左眼一年前外院角膜地形图

二、案例小结

1. 注意真实屈光度和配镜处方的区别。要区分度数的变化是由于当时眼镜没有足矫正还是屈光度增长造成。比如：一年前真实的屈光度是 -3.00DS-1.00DC×180—1.2，但是给的配镜处方是 -2.50DS-0.50DC×180—1.0⁻。现来检查，真实的屈光度是 -4.00DS-1.00DC×180—1.2，只增长了 -1D 近视，但是由于小孩坐在后排，需要矫正到 1.2 的视力，配镜处方为：-4.00DS-1.00DC×180—1.2，从配镜处方的变化看，度数增加了 150 度近视、50 度散光的假象，容易给家长造成较大的心理压力。所以，配镜处方与真实屈光度相差大的时候，应该向患者和家属交代，避免后期的误诊及病患心理的压力。

2. 高度散光一定要做角膜地形图以排除圆锥角膜，本案例一年前验光时发现大散光就做过地形图，处理得很好。这样的情况角膜地形图应该每年复查，追踪其变化情况，及时跟进处理。

3. 本案例依据地形图结果，给予配戴复曲面 RGP 最为合适。

（唐志萍）

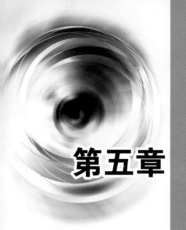

第五章　角膜塑形验配案例

角膜塑形镜（orthokeratoloy lens），是一种特殊的硬性角膜接触镜，是采用特殊逆几何形态设计的硬性角膜接触镜。其内表面由多个弧段组成，镜片与泪液层分布不均，由此产生的流体力学效应改变角膜几何形态，对称地、渐进式改变角膜中央表面形状来减低近视。

近年来，角膜塑形技术成为眼科学、视光学的研究和应用热点。角膜塑形镜的使用率以亚洲人最高，不仅是因为它具有独特的屈光效应，而且大量的研究证明角膜塑形对青少年近视进展有明确的控制作用。夜戴角膜塑形镜使角膜中央弯曲度变平，日间视物时形成视网膜周边部近视性离焦而使眼轴增长缓慢，从而有效地控制近视发展。另外，镜片设计的不断进步正在逐渐扩大角膜塑形的屈光适应证。角膜地形图设备的进步和角膜塑形验配模拟软件的开发提高了验配成功率。夜戴塑形治疗使近视患者在日间获得清晰的视力，带来相当大的方便和生活便利，提高了生活质量。因而，角膜塑形是视光学领域最有前景的应用技术之一。

角膜塑形的设计

现代角膜塑形镜采用四区设计（图 5-0-1），分别为：基弧区，又称中央光学区或治疗区；反转弧区；定位弧区（又称配适弧区）和周弧区。

基弧区（base curve），以下简写为 BC，对角膜的中央区施以下压的力量——决定近视矫正的降幅。

反转弧区（reverse curve），以下简写为 RC，通过泪液流体效应对角膜组织产生外拉的作用——决定角膜塑形的速度。

定位弧区（alignment curve），以下简写为 AC，保障光学中心的稳定性——保证镜片定位正位、保证塑形矫正效果。

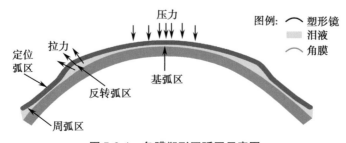

图 5-0-1　角膜塑形四弧区示意图

周弧区（peripheral curve），以下简写为 PC，有利于泪液的顺畅交换——提高戴镜安全性。

角膜塑形的验配方式

角膜塑形的验配，关键在于如何找到与角膜匹配的适合镜片"形状"，从而获得上述四个弧区的镜片定制参数。角膜塑形目前主要有三种验配方式：

1.基于角膜地形图的设计软件验配　用角膜地形图仪采集患者的角膜地形数据，然后由专门的计算机软件计算出镜片参数，没有试戴的过程。这种方法为验配人员提供了便利，但还存在以下缺点：①各角膜地形图仪厂家数据的定义方法和数据格式不统一，没有一个通用的软件兼容所有角膜地形图仪测量的数据；②如果角膜地形图数据不准确，就会直接造成验配失败；③角膜塑形是一个动态的过程，镜片与角膜之间的接触形态随时间变动，初始时的静态"最佳"设计并不能保证持续的配适，甚至可能在配戴1～2个小时后就不合适了；④这种方法仅考虑了角膜形态因素进行设计，然而，角膜塑形还受到眼睑压力、泪液状态、泪膜质量等其他多种因素的影响。所以，此方法一次配镜成功率不高。

2.基于角膜中央K值和E值设计软件验配　在角膜地形图未普及前，这种方法被普遍使用。验配机构仅提供角膜曲率测量值、E值和屈光处方，由生产方根据角膜中央的K值和E值将角膜表面简化成一个理想化的、偏心率为常数的由内向外渐平的非球曲面，再根据经验公式计算出相应的镜片参数，直接设计定制，也没有试戴过程。此方法是上一种方法的简化，有同样的缺点。此方法提供镜片定制的参数少，遇到E值异常、角膜地形图不对称等情况时，容易镜片配适不良，一次验配成功率低。

3.标准片试戴验配　角膜塑形标准片试戴片组是根据不同的眼视光组合设计出的一套试戴镜片。多数人可以在其中挑选到适合的镜片，通过试戴2小时至一夜后可以在其中找到适合的镜片。验配师根据试戴中的观察做出修改建议，确定"正式镜片"的参数。这种方法可以真实反映镜片在角膜上的表现以及与泪膜、角膜的关系，更可以发现睡眠时眼睑、泪液交换、睡眠姿势等多种在睁眼状态评估不了的影响因素。试戴后的地形图更可以直观反映试戴塑形后的角膜塑形状态。所以，一次配镜成功率高，是目前国内主流的塑形验配方式，也是国建食品药品监督管理局推荐的验配方式。本章中的案例验配均采用标准片试戴验配的方法。

第一节　角膜塑形的筛选指征

角膜塑形的适应证

角膜塑形对适配人群条件有一定的限制，不是每一个人都适合做角膜塑形。严格筛选角膜塑形对象是验配师的重要职责，更是验配成功的第一步。验配师要随时牢记，不符合条件的坚决不勉强验配角膜塑形镜。角膜塑形的主要适配人群（筛选指征）为：

1.眼部　无眼病，如急性角膜炎、青光眼、角膜外伤等；未做过角膜屈光手术。

2.眼压　眼压在正常值内——10～21mmHg。

3.瞳孔　大小正常，暗光环境下瞳孔不能过大（不超过6mm），否则容易引起夜间眩光。

4.全身　无免疫力低下的疾病。

5.个体条件　卫生条件良好,卫生习惯良好,依从医生指导,具备自理能力。

6.屈光条件　近视度数降幅在 5.00D 以内,顺规角膜散光小于 1.75D,逆规角膜散光小于 0.75D,近视度数与散光度数之比大于 2,角膜平坦 K 值小于 46D,角膜平坦 K 值与希望降低的近视度数之差大于 36D,角膜中央 E 值大于 0.3。

7.试戴过程中未出现不适配情况,如眼皮过紧、角膜表面不规则、镜片无法居中以及眼表过敏反应等。

角膜塑形验配中试戴的重要性

尽管我们在问诊和一般检查、验光等初检中做了很多检查,对顾客是否能做验配做了评估,但还是有一些因素无法在常规检查中发现,必须通过试戴来确认。实际验配中最常见的包括:上眼睑过紧、睑压大,造成镜片上偏,无法居中;角膜表面不规则,张力不均匀,尽管镜片静态配适都很好,但是试戴后总是水平偏位,无法居中。这些情况,即使初检中各指标都适合做角膜塑形,也只能放弃验配。

可见,试戴是角膜塑形验配中非常重要的环节。有的验配者仅根据几项参数或角膜地形图定制镜片,就不能把所有因素考虑进去。这时,配戴者容易出现镜片配适差,甚至引发安全问题。而通过试戴程序,找出实际配戴后证明是合适的镜片,可以大大提高首次验配成功率。就像定制衣服一样,量完尺寸后还要进行试穿,才能做出最合身的衣服。

所以,是否适合做角膜塑形,是需要一个过程来判断,不是简单地问诊,检查能决定的。更需要一个试戴过程来判断,有时这个过程需要 2、3 天,甚至几十天。当然,虽然"问诊—检查—验光—试戴"的过程复杂,但通过这样严格的筛选,一旦判断适合,验配效果就会很好,几乎没有并发症,成功率非常高。

第二节　提高角膜塑形验配成功率的几个要素

角膜塑形是比较复杂的视光学技术,在发达国家,做角膜塑形验配和做角膜屈光手术的难度等同甚至是更高的。在介绍案例之前,本节先谈谈提高角膜塑形验配成功率的一些经验。

一、准确检查和测量

其中角膜曲率、角膜地形图的测量尤其重要。使用曲率计、地形图时要注意顾客的头位是否按要求放到了合适的位置,眼睛是否按要求注视。让顾客自然眨眼,避免泪液堆积在下方。一般说来,角膜地形图和角膜曲率的测量值差异不应该大。如果出现角膜地形图和角膜曲率数值差异较大时,要排除是否某项测量错误,需要重新测量。

二、筛选标准的把握

不是人人都适合做角膜塑形。我们发现很多是因为没有严格按照角膜塑形适应证标准筛选,造成后期塑形不成功。常见的是角膜曲率过平坦,而降幅较大的情况,比如:角膜曲率平 K40.00D,要做 −5.00D 近视的情况就不适合塑形。所以,验配师要能理解角膜塑形的原理和镜片设计,能够根据患者的角膜和屈光特征提出个性化的验配建议。精心挑选患者,不适合的要坚决拒绝。

三、试戴和档案记录

通过试戴角膜塑形镜可以发现很多问题，根据试戴情况及时调整可以验配更适合的镜片，提高验配成功率。完整的档案记录，包括试戴、评估配适图，试戴塑形后地形图等，能形成可追溯的病案系统，非常重要。

四、正确选择第一片试戴片

1. 角膜散光小（1.00D 以内顺规角膜散光）　-2.00D 度以内近视，镜片定位弧应该与角膜曲率测量值平坦 K 一致，甚至稍收紧一些；-2.00D～-4.00D 的近视，镜片定位弧应该与角膜曲率测量值平坦 K 一致；-4.00D～-6.00D 的近视，镜片定位弧应该比角膜曲率测量值平坦 K 更平坦 0.5D 左右。

2. 角膜散光大（1.00～1.75D 的顺规角膜散光）　为了避免上下方 12 点、6 点方位配适偏松，定位弧可稍微收紧 0.25～0.5D。

3. 更大的角膜散光（顺规角膜散光超过 1.75D）则常常需要定制周边复曲面设计的角膜塑形镜。

要注意，我们平时都怕配适"紧"，但遇到散光时却很难判断"AC 收紧多少合适"，此时可以参考镜片活动度来判断试戴参数是否合适。因为顺规散光配适造成上下方 12 点、6 点方位镜片容易翘起，配适相对松，泪液交换比较好，所以在稍偏紧配适情况下，镜片的活动度仍然好。因而，如果镜片活动度好，则散光可以采取"稍偏紧配适"来增加镜片的稳定性。

所以按这些原则，从试戴片的选择我们就可以初步判断参数是否合理：如果角膜曲率测量值平坦 K 值与定片的定位弧差别太大，则有可能某环节操作错误了；在相对大散光的情况下，定位弧可以稍紧于角膜曲率平坦 K 值；如度数高的近视，定单的定位弧则应该稍松于角膜曲率平坦 K 值。

五、荧光染色评估

尤其要注意反转弧 360 度均匀分布，与定位弧的边界分界清晰。这样的配适容易获得良好定位和效果。同时，评估的时机也很重要，一般在染色后 1～3 分钟类的评估会比较理想。

六、试戴后地形图的表现

这甚至比荧光染色评估还重要。荧光染色评估时，眼睑张开，无法评估眼睑张力，泪液质量等对镜片的影响，而试戴后的角膜地形图反映的是真实的过夜闭眼试戴情况，更具参考价值。所以，根据试戴塑形后的地形图表现是镜片调整的重要依据。

七、角膜塑形配戴者的镜片摘、戴、护理操作手法

我们遇到一个顾客，配戴后复诊，无特别主诉，但发现角膜上皮点状脱落，镜片配适显得稍微偏紧。此时，验光师第一反应就是"是否给紧了？要调整镜片参数"，结果多次调整

后发现还是最初给的镜片最合适。但为什么会出现角膜上皮脱落的情况呢？原来顾客取镜时没有确认镜片活动就使用吸棒"硬拔镜片"，导致角膜上皮损伤。我们让顾客取镜时先滴润眼液，眼球转动几圈，用手指轻轻按摩眼睑后再取镜，这样，症状体征就消除了。

所以也要多询问和观察顾客的镜片摘、戴、护理操作过程是否规范，镜片是否完整等配适以外的因素。

第三节　学会看角膜塑形镜片的包装参数

拿到角膜塑形镜产品后，一般包装上会有以下参数，如："FK＝46　RX＝−4.0　BC＝8.18　PWR＝0.75　DIA＝10.8"分别是什么意思呢？该定片是否与我们定货的参数一致呢？

FK＝46：该镜片的定位弧（定位弧）是按46D设计的，这个数据要和我们的定单上的定位弧（定位弧　AC）一致。

RX＝−4.0：这个是指镜片的近视降幅，−4.0是指对400度的近视的降幅。

BC＝8.18：这个是指镜片的基弧。注意塑形镜的基弧和RGP的基弧意义不同，这个基弧是按要求达到的塑形后的角膜K值设计的。对于平坦K值为46D的近视，要降低400度近视，就是说让其角膜的平坦K值由46D变为46−4＝42D。由于塑形镜在设计时为了获得更稳定的效果会让降幅过矫正0.75，即多增加75度降幅。所以最终角膜屈光度的变化的目标值为46−（4＋0.75）＝41.25D，转化为角膜曲率值为：0.3375/41.25＝0.008182米＝8.18mm。这就与包装上的BC一致了。我们验片的时候，也要按这个方法计算下，以防镜片参数是错误的，比如：FK是对的，但BC出错了。

PWR＝0.75：塑形镜是没有屈光度的，但为了抵消上述多增加75度降幅，在其光学区做了一＋0.75D的光度，注意此光度与患者的屈光度或降幅没有关系。

DIA＝10.8：镜片直径，一般在10.2～11mm间，是根据患者的角膜直径设计的。

验配师拿到定片后，应该首先仔细核对包装参数，确认产品与定片参数完全一致。

第四节　角膜塑形中镜片刮花对角膜和矫正效果的影响

角膜塑形镜片的状况对塑形效果有很大的影响。镜片损坏，包括最常见的镜片刮花是其中最主要的原因。

角膜塑形是通过夜间睡眠时配戴角膜塑形镜来使角膜上皮重分布即"上皮塑形"作用来完成的。在这个过程中，镜片直接接触角膜，正常的光滑的镜片对角膜没有损害；但如果镜片刮花，镜片就如同一把锉刀一般，直接在角膜表面"锉、磨"角膜组织，角膜上皮容易损伤或脱落而导致塑形效果差，视力不提高。严重的甚至造成角膜上皮深层脱落和损伤、角膜感染的情况。

使用者常常无法通过肉眼发现镜片上细微的刮痕，而持续使用损坏的镜片导致并发症。所以，常规检查镜片的完整性很重要。

图5-4-1是镜片严重的刮花情况。这是在高倍裂隙灯显微镜下观察到的镜片情况：镜片上有较多的划痕。这个案例是由于配戴者指甲过长，在镜片护理环节造成的镜片划痕。

图5-4-2中的镜片划痕不多，但划痕深，对角膜上皮也有影响。

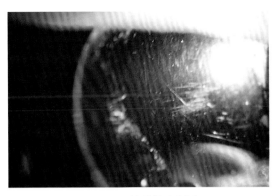

图 5-4-1 镜片较多划痕

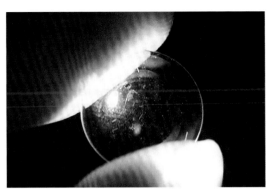

图 5-4-2 镜片少量划痕

图 5-4-3 中的镜片上不仅有较多的划痕,还有大量蛋白和脂类物沉积。这是一个超期配戴的案例,使用护理液、清洁液后也不能完全清除干净,肉眼都可以分辨与正常的完整镜片不同。配戴者视力矫正差,晨间摘镜困难,眼红。注意角膜塑形镜片是有使用期限的,到期应该及时更换。

图 5-4-4 中的镜片中央有少量肉眼无法发现磨损,裂隙灯显微镜下看,虽然面积不大,但对塑形效果有影响。

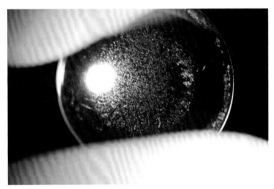

图 5-4-3 蛋白和脂类物沉积

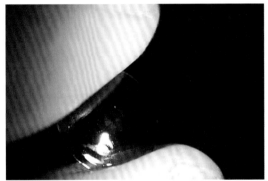

图 5-4-4 镜片中央磨损

上述案例在发现镜片问题后,通过更换新的镜片都立即解决主诉问题,症状消除,裸眼视力明显提高。

出现镜片的磨损或刮花、划痕的主要问题是摘镜、戴镜、镜片护理环节不当,使用者在这些操作环节没有按要求和程序处理镜片造成。常见的有:

1. 戴镜时没有剪指甲,指甲刮花镜片。

2. 摘镜、戴镜手法不正确,损伤镜片。

3. 镜片未放到镜盒中(如放到桌面上,产生磨损)。

4. 镜片掉落到地面或水池。

5. 镜片未使用护理液浸泡,或浸泡不够(如护理液未完全浸泡镜片)。

6. 有的配戴者眼表分泌物多,镜片未定期做除蛋白、除脂质处理。

7. 镜片超过使用寿命配戴。

8. 由于肉眼不容易发现镜片的损坏，所以配戴者要认真按程序护理镜片。并要定期到验配机构检查镜片，如发现镜片损坏要及时更换。

9. 在复查的过程中，验配师要仔细在裂隙灯显微镜下检查镜片情况，发现镜片划痕、破损要及时处理。

第五节　从地形图预判断塑形效果——高度数，能塑形吗？

一、临床案例

一个验光师问：下面的患者 600 多度近视，是否适合塑形？

女，11 岁

电脑验光：OD：−6.00DS−0.50DC×167　　OS：−6.00DS−1.00DC×170

角膜曲率计测量：

OD　44.00/7.67@180　45.25/7.46@90

OS　44.25/7.63@180　45.50/7.41@90

散瞳检影后复光：

OD：−5.75DS−0.50DC×170—1.0

OS：−5.75DS−1.00DC×170—1.0

地形图如下（图 5-5-1 和图 5-5-2）：

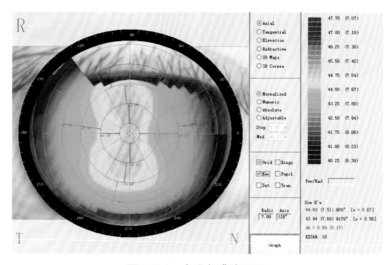

图 5-5-1　右眼角膜地形图

顾客家不在本地，只有 1 天时间做试戴，验光师担心度数高、角膜有散光、试戴时间不够而无法确认。

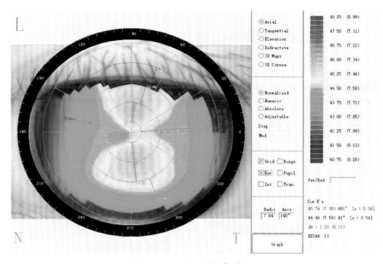

图 5-5-2 左眼角膜地形图

二、案例分析

从上述检查结果看，虽然屈光度高，但 E 值比较合适（右眼 0.6，左眼 0.51）。地形图上看，双眼角膜散光呈"小蝴蝶"形态，角膜散光范围不大，直径在 6mm 附近。一般塑形镜设计的基弧区都在 6.2mm 附近，基弧将覆盖住"小蝴蝶"的角膜散光。而对应 AC 弧区的地形图位置显示曲率均匀一致，也就是说，角膜散光不会影响到定位弧区。另外，虽然患者近视度数较高，但其双眼角膜平 K 值均在 44.00D 左右，具备塑形的空间。

所以，从上述分析可预见只要这个患者眼睑条件合适，这是一个可以成功的案例。

验光师给双眼 4350/500/10.6 的试戴片试戴一夜后复查，双眼镜片活动度好，角膜上皮完整。地形图显示定位正。

地形图如下（图 5-5-3 和图 5-5-4）：

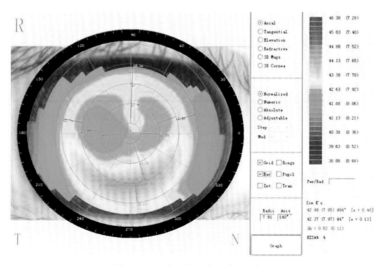

图 5-5-3 右眼塑形一夜后地形图

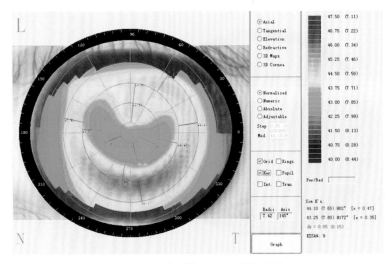

图 5-5-4　左眼塑形一夜后地形图

据片上验光结果给予定片，双眼均为 4350/500/10.6。

患者戴镜 1 个月，过夜戴镜后来复查，双眼镜片定位居中，活动好，上皮完整，裸视 1.0。荧光评估图如下（图 5-5-5 和图 5-5-6）：

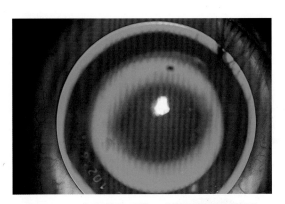

图 5-5-5　右眼戴塑形镜 1 个月后荧光评估图

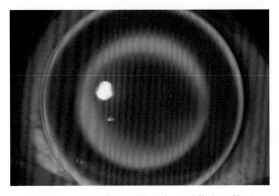

图 5-5-6　左眼戴塑形镜 1 个月后荧光评估图

角膜地形图如下（图5-5-7和图5-5-8）：

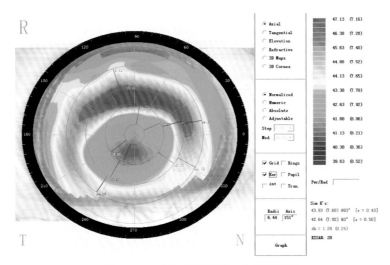

图 5-5-7 右眼戴塑形镜 1 个月地形图

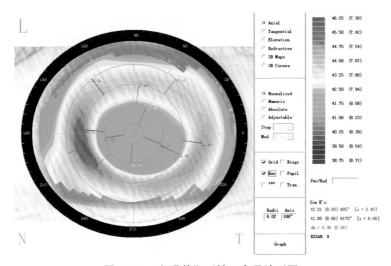

图 5-5-8 左眼戴塑形镜 1 个月地形图

三、案例小结

1. 塑形前注意先做地形图分析 角膜散光要看其范围，角膜散光量大，但散光"蝴蝶"范围小的，可由基弧区覆盖，较少引起偏位。角膜散光"蝴蝶"范围大，比如从角膜缘到角膜缘的散光，即使散光量不大，也可能会影响定位弧配适而引起偏位。

2. 验配师要熟悉使用品牌的塑形镜各弧区的直径、宽度参数。

3．根据地形图上的标尺判断角膜散光"蝴蝶"范围。对照角膜塑形镜各个弧区的直径范围，估计配戴塑形镜后，镜片各个弧区在角膜上的位置。比如某塑形设计，BC 区直径 6.2mm，RC 宽度 0.5mm，即 BC 和 RC 的直径在 7.2mm。可以对照地形图，如"蝴蝶"范围超过 7.2mm 说明 AC 区的配适可能会受到大散光的影响，导致上下方镜片边缘翘起，配适不良。反之，如果"蝴蝶"范围在 BC 以内如本案，则可以预判角膜散光对配适影响不大。

4．如果是大的角膜缘到角膜缘的散光，需要使用到周边环曲面设计的塑形镜，需要和顾客做好沟通。

5．对近视屈光度较高的患者，要注意其角膜曲率的平 K 值与降幅差值，是否大于 36D。

第六节　看似困难的角膜塑形案例

一、临床案例

女，13 岁，从未戴过眼镜，家长想给孩子做角膜塑形。检查结果如下：

散瞳检影后复光：

右眼　 −1.50DS−0.75DC×10—1.2

左眼　 −0.75DS−1.00DC×165—1.2

角膜曲率：

右 44.00/7.68@180　 45.50/7.4@90

左 43.75/7.72@180　 45.75/7.38@90

角膜地形图如下（右眼图 5-6-1，左眼图 5-6-2）：

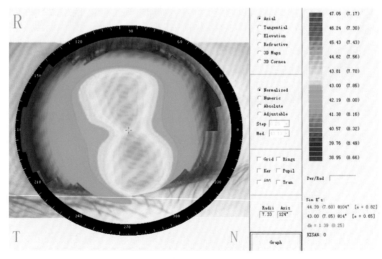

图 5-6-1　右眼角膜地形图

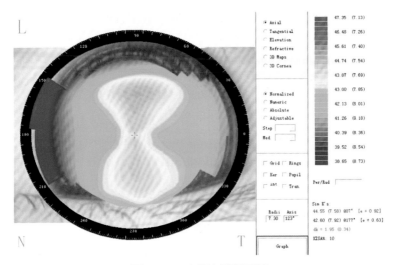

图 5-6-2　左眼角膜地形图

E 值：右 0.69，左 0.63。

二、案例分析

从上述检查结果看本例并不是一个理想的角膜塑形适合者：双眼球镜度数低而散光高，左眼散光大于球镜度数；角膜散光大：右眼角膜散光 1.50D，左眼散光 2.00D；地形图显示 E 值高：右 0.69，左 0.63。垂直方向上 E 值分别到 0.82、0.92。如此多的"不利"条件让验光师感到塑形"预后不佳"，但也有一些有利条件：近视度数低，角膜曲率理想。

我们还是尝试了角膜塑形验配：双眼试戴 4300/300/10.6，过夜试戴一夜后，镜片活动度好，定位居中，角膜上皮完整，裸眼视力 1.0。

评估图如下（右眼图 5-6-3，左眼图 5-6-4）：

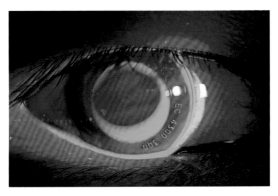

图 5-6-3　右眼戴 4300/300/10.6 评估图

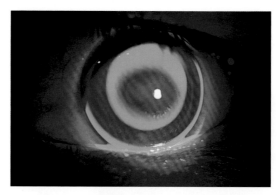

图 5-6-4　左眼戴 4300/300/10.6 评估图

角膜地形图如下：(右眼图 5-6-5，左眼图 5-6-6)

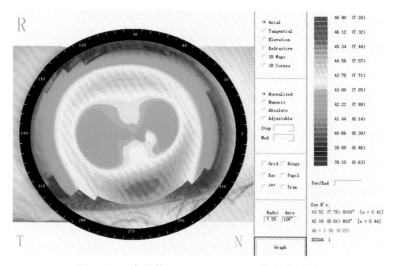

图 5-6-5　右眼戴 4300/300/10.6 一夜后地形图

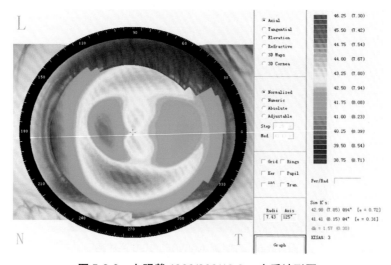

图 5-6-6　左眼戴 4300/300/10.6 一夜后地形图

　　由于 E 值高，为进一步确认，试戴镜 3 夜后，评估仍好，镜片活动裸视 1.0，验光 + 1.75D。地形图如下（右眼图 5-6-7，左眼图 5-6-8）：

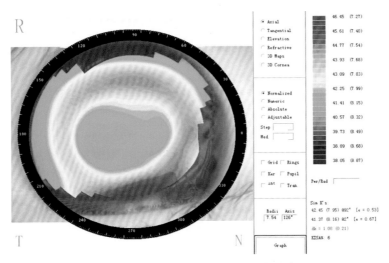

图 5-6-7　右眼戴 4300/300/10.6 三夜后地形图

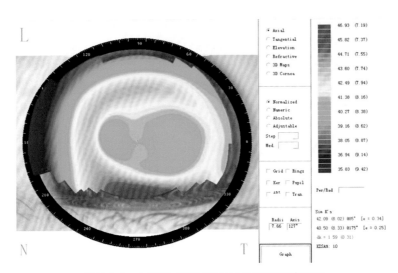

图 5-6-8　左眼戴 4300/300/10.6 三夜后地形图

　　定片后 1 个月复查，评估理想，角膜透明，双眼日间裸眼视力 1.0。

三、案例小结

　　1. 本案看似很难，但实际试戴和配片的结果却很好。影响角膜塑形效果的因素众多，理论上条件好的不一定好验配，而条件不好的却也不一定不好验配。多试戴、多实践是检验效果的真理。

2. 遇到困难的角膜塑形案例，需要延长试戴时间来判断试戴效果。但注意不宜过度试戴，一般要求角膜地形图基本恢复原状后再做新参数试戴。

第七节　紧还是松——收紧 AC 弧改善偏位角膜塑形案例

一、临床案例

女，15 岁，双眼半年前验配了角膜塑形镜，日间裸视好，2 个月前来复查时发现左眼镜片（参数：4450/475/10.6）颞侧偏位，地形图也表现颞侧偏位形态。追问无眼红、眼痛、畏光流泪等不适。

嘱戴镜一夜后次日晨不摘镜复查。裂隙灯检查示，左眼镜片颞侧偏位黏附无移动，荧光不容易进入镜片下，左眼角膜上皮少量点状脱落。观察顾客摘镜、戴镜手法正确。

左眼角膜地形图见图 5-7-1：

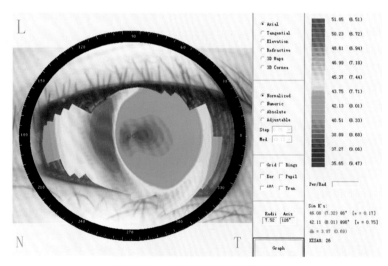

图 5-7-1　左眼角膜塑形后地形图

从角膜地形图看，颞侧偏位明显，但观察顾客瞳孔较小，所以无明显视物重影症状。

为调整镜片，嘱停戴 2 周后复查角膜地形图。

停戴两周待角膜恢复形态后行角膜地形图检查，结果见图 5-7-2：

左眼检查结果如下：

主觉验光：−4.50DS−1.00DC×180—1.0⁺

角膜曲率：44.50/7.58@180　46.25/7.3@90

角膜地形图 simk：44.66/45.81　E 值：0.35

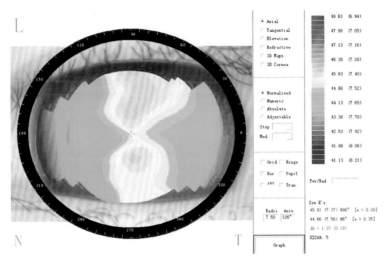

图 5-7-2 左眼停戴角膜塑形镜 2 周后角膜地形图

二、案例分析

从前面的检查结果看，镜片黏附无移动、无泪液交换，验光师考虑是镜片偏紧造成。经反复试戴评估，定位弧用 44.00D 和用 44.50D 在评估中并无太大差别，后给予 AC 更平的 44.00D 试戴，期望能增加镜片活动度和泪液交换。试戴 2 天后，AC 44.00D 的试戴片仍然黏附不动。

重新试戴评估后我们认为，角膜散光 1.75D 较大，可以尝试更陡的 AC，给予 45.00D 试戴，评估显示比 4450 略紧，但仍有 1mm 活动度，总体评估可接受。连续试戴 3 晚后第 4 日晨不摘镜复查，镜片定位较前改善，活动度 0.5mm，荧光染色能通过瞬目进入镜片后，角膜上皮无脱落，裸视 1.0。最后予以 4500/500 重定片。

镜片到货后，连续戴镜两天后复查地形图见图 5-7-3。镜片定位佳，活动度 1.0mm，角膜上皮完好。

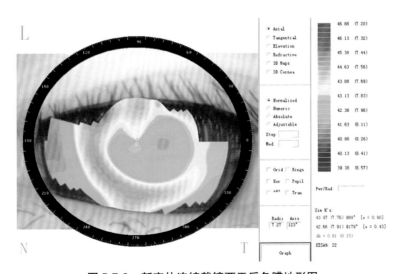

图 5-7-3 新定片连续戴镜两天后角膜地形图

三、本案小结

1．人眼角膜曲率、E值、眼睑形态千差万别。角膜塑形的评估时，很难找到和教科书上的"标准"图像完全一致的情况，更有不同眼睑形态、眼睑张力、泪液分泌、睡眠姿势、戴镜、摘镜手法等诸多因素影响最终的配适。本案中采用和角膜曲率一致的AC配适时，评估满意，但试戴始终镜片黏附。验光师为获得镜片活动和泪液交换，放松AC后仍无改善。估计属于眼睑张力不均衡所致，这种情况下往往镜片越平受眼睑张力影响越大，而导致偏位黏附不能改善。

2．本案度数较高，而且在"宁松勿紧"的原则下，验光师担心更陡的定位弧会造成更严重的镜片黏附而引起角膜并发症。在收紧AC后，眼睑对镜片的影响变小而获得了相对更好的配适。而由于角膜散光的存在，增加了上下方镜片下的泪液空隙，增加了泪液交换，减少了镜片黏附的风险。

3．在严格、规范监控的条件下，也可以尝试"收紧"试戴，看看有无配适改善情况。

第八节　角膜塑形偏位的分析与处理

镜片偏位（图5-8-1）是角膜塑形中常见和难处理的问题。角膜塑形偏位常常造成日间裸眼视力差，视觉质量差，而且容易出现角膜并发症，近视控制效果不理想。本节就角膜塑形偏位的原因和处理作一总结。

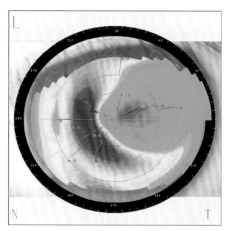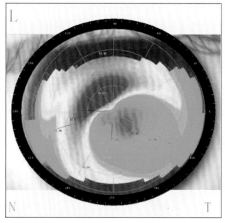

图 5-8-1　典型的镜片偏位角膜地形图表现

一、角膜塑形定片前发现的偏位处理

处理镜片偏位最好的办法是在检查试戴环节就发现和处理偏位，避免定片后才发生偏位而难以处理。镜片偏位的原因和对应的处理方法包括：

1．角膜散光大　当发现超出1.5D的顺规角膜散光或大于0.75D的逆规角膜散光时，要考虑到配适后会有偏位的可能。可在活动度、泪液交换保证的情况下，予以稍微偏陡的定位弧，来增加镜片配适的稳定性，减少偏位的发生率。对于过大的角膜缘到角膜缘的角膜散光，可使用周边复曲面设计的散光塑形镜片验配以避免偏位。

2. 角膜直径大　角膜直径大，相对镜片直径就小，容易偏位。在检查时，当发现角膜直径大时，可适当增加镜片直径来获得稳定性。镜片直径的大小是影响偏位的一个重要因素，镜片直径增大能减少角膜塑形的偏位量。注意一般通过增加 AC 弧区的宽度来增加总直径，减少偏位。

3. 角膜非对称、非规则形态　角膜的对称性是影响镜片定位的重要指标，可以从角膜地形图中看出。所以验配前的地形图检查和分析非常重要。

图 5-8-2 的顾客，验光 −3.00DS/−1.50DC×180—1.0，角膜曲率测量 42.25（8.0）@180、44.00（7.68）@90，顺规散光 1.75D。地形图看对称性差。从这些检查看，我们可预测配戴后会出现偏位，而实际我们尝试验配的结果也意料之中地出现了难以处理的偏位。

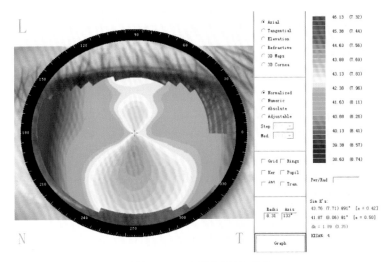

图 5-8-2　左眼角膜地形图

4. 设计不适宜　不同的品牌、不同的厂家，镜片的设计是不同的。验配师需要非常熟悉不同产品的设计特点。比如：在长期的实践中我们就发现某 A 品牌的试戴片定位弧区设计偏紧、反转弧区设计窄；而另一 B 品牌的试戴片定位弧区设计偏松、而反转弧区设计偏宽。所以，当试戴使用 A 品牌的镜片时，试戴片的定位弧参数选择要在测量值基础上放松 0.25～0.50D；而如果使用 B 品牌的镜片则试戴片的定位弧参数选择基本与测量值一致。

另外，有的品牌提供周边散光设计的塑形镜，可以做 3.00D 以内的顺规散光而获得合适的定位。有的品牌提供 5 弧、6 弧设计。所以验配师拿到新的产品时，要先详细了解产品的设计特点，对不同的角膜散光情况采用不同的镜片设计。

5. 配适不良　过松或过紧的镜片配适都会导致偏位的发生，最好的应对办法就是认真评估，在试戴阶段多尝试、多试戴看塑形效果。一般情况下，过松配适容易镜片上方偏位，过紧配适容易镜片下方偏位。

6. 睑裂小、眼睑紧　眼睑对镜片的影响最难预测，也最难处理。我们是在睁眼状态，拉开眼睑的情况下做镜片配适评估的，而闭眼时眼睑对镜片的影响、镜片的位置等无法观察到。睑裂小、眼睑紧的个体，过夜戴镜后容易产生水平偏位，所以，我们只能通过过夜试戴观察塑形效果来判断其是否合适塑形，如果试戴效果不满意的要放弃。

7. 镜片沉淀、污损、变形　因为护理不当，配戴超长、超时配戴造成的镜片损坏也会造成偏位。这是最容易处理的一类，可以通过更换镜片解决。

8. 睡姿不良　很多小孩趴着睡，枕头会压迫眼球改变眼睑压力而推移镜片移位造成偏位。只能通过改变睡姿解决。

二、角膜塑形定片后发现的偏位处理

上述说明的是我们在验配前能发现的可能的镜片偏位因素和处理方法。但实际工作中常常是镜片已经定来了，配戴一段时间后才发生偏位，我们分析和处理如下：

1. 重复检查上述所提到的各种可能导致偏位的因素，一一排除。如发现偏位的原因，按上述相应的方法处理。

2. 检查顾客的戴镜习惯　有的顾客戴镜前不用润眼液，戴镜后立即入睡。如睡前大量使用视频终端或大量阅读，可能会造成泪液分泌少的情况。而在缺乏良好的泪液交换时，镜片的初始位置可能会变差，直接入睡容易造成偏位。可以让顾客睡前一段时间戴镜，戴镜后再洗漱，有一定的时间待镜片在眼中充分活动，获得稳定的泪液交换后再入睡。

3. 停戴后重戴　偏位时，角膜已经形成了一个不理想的、复杂不规则散光屈光表面，如果不待角膜恢复就继续戴下去，常常会"将错就错"地进一步加重镜片偏位。此时应该先找到偏位原因，停戴，待角膜恢复后再重做试戴。

4. 日戴　上述方法均无效时，可改用日戴塑形的方式处理。日戴避免了眼睑对镜片的影响，能获得良好的定位，日戴一段时间形成理想的塑形效果后，改为日戴＋夜戴，此时，由于已经有了良好的塑形压痕基础，就不容易偏位了，待塑形效果稳定后再完全改夜戴。

注意，日戴塑形处理偏位的方法，仅适用于镜片配适状态偏紧的情况。如果塑形镜属于偏松配适状态，日戴塑形时瞬目、泪液交换和镜片活动增加，塑形镜片处于"漏水、非密闭"的状态，流体力学效应减少而塑形效果很差甚至没有塑形效果。图 5-8-3 是一个塑形配适偏松的患者，夜戴时角膜地形图显示塑形效果明显（图 5-8-3a），而改日戴角膜塑形镜 3 天后，反而完全无效果了（图 5-8-3b）。

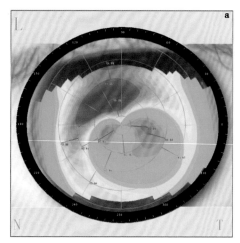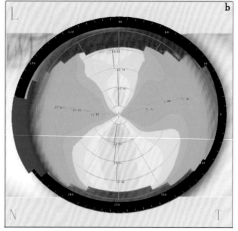

图 5-8-3　塑形镜配适偏松时日戴塑形镜无塑形效果
a 夜戴时角膜地形图显示塑形效果明显；b 日戴角膜塑形镜 3 天后，反而无塑形效果

5. 加大直径　增加镜片的总直径是改善定位、处理偏位的有效方法，但要注意，直径增加时，周边镜片泪液间隙会变少，而且周边镜片配适会相对变紧，所以需要适当放松定位弧。反之亦然，如果要缩小直径时则要相应收紧定位弧。

6. 使用偏紧配适试戴片　先使用偏紧配适试戴片，获得良好的正位塑形压痕，改善偏位，再戴回原片。后文中会有详细案例说明。

要避免偏位或其他不良并发症的出现，最好的方法是定片前试戴确认。尤其对于复杂的角膜塑形验配更是如此，提前发现偏位和预测塑形效果是上上之策。

第九节　角膜塑形染色评估的影响因素

角膜塑形的荧光染色评估，反映了角膜和镜片的配适关系、泪液交换情况，是调整镜片参数的重要依据，是角膜塑形验配的基本功。验配师在染色评估过程中有很多技巧，规范的操作才能获得准确的配适评估情况。

一、评估时机的影响

我们以一个配戴者的评估过程来说明：

1. 使用较多荧光素染色　按规范操作戴镜闭眼 10 分钟，至配戴者适应无不适感开始荧光染色。

第一次，荧光素染色相对多些，从染色开始后每 30 秒、5 分钟后每 1 分钟一次，拍照记录荧光染色后的配适表现（图 5-9-1～图 5-9-12）：

从这个动态的过程中，我们可以看到荧光染色后，随时间的流逝，评估图在不断变化：

刚开始时，荧光在镜片表面和开始进入镜片下，不容易做评估判断，但随着几次瞬目后，荧光快速进入镜片下并均匀分布，30 秒时，已经获得较为均匀的分布状态，但此时，荧光素较浓厚。所以如果观察荧光的时机过早，评估图会呈现偏松配适状态。

1 分钟到 2 分 30 秒之间，泪液在镜片表面和镜片下交换充分，此时评估相对接近真实的状态。

3 分钟后，随泪液交换的不断进行，荧光开始消退，此后观察评估，容易做出"偏紧"的判断。

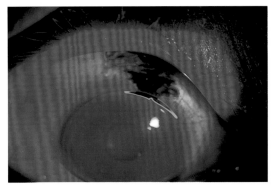

图 5-9-1　上方球结膜处染色

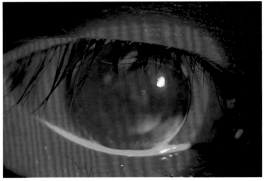

图 5-9-2　染色后第一次瞬目，荧光素在镜片表面
（很像非常紧的配适，荧光素很难进入镜片下）

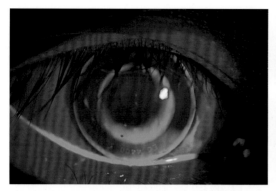

图 5-9-3 染色后第二次瞬目，荧光素开始进入镜片下（下方 AC 区似乎荧光堆积，似乎配适偏松）

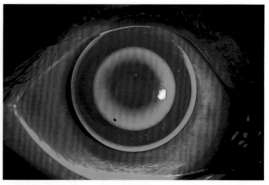

图 5-9-4 30 秒评估图（BC 区相对小，淡黑色）

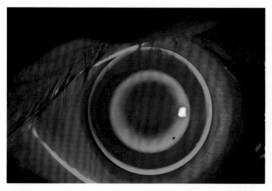

图 5-9-5 1 分钟评估图（BC 区扩大，仍有一层荧光）

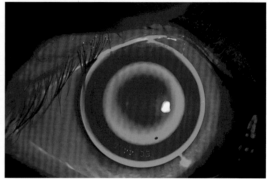

图 5-9-6 1 分 30 秒评估图（BC 区荧光减少，黑色）

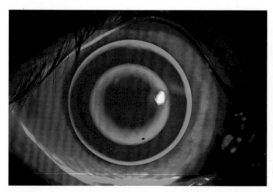

图 5-9-7 2 分钟评估图（BC 扩大，RC 变细）

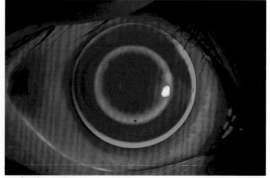

图 5-9-8 2 分 30 秒评估图（BC 进一步扩大，RC 进一步变细）

2. 使用正常量的荧光素染色 还是同一眼，戴同一镜片，做第二次荧光染色，染色量按正常给，从染色开始后，每 30 秒，拍照记录荧光染色后的配适表现（图 5-9-13～图 5-9-19）：

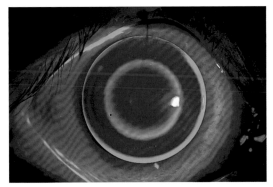

图 5-9-9　3 分钟评估图

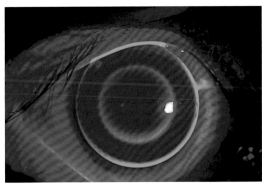

图 5-9-10　8 分钟评估图（荧光颜色转淡）

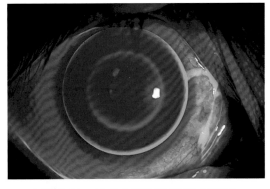

图 5-9-11　10 分钟评估图（荧光非常淡）

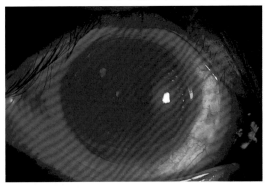

图 5-9-12　25 分钟后荧光基本消除

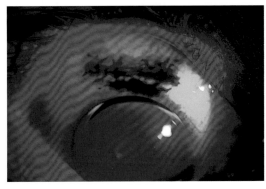

图 5-9-13　染色量较上次少些

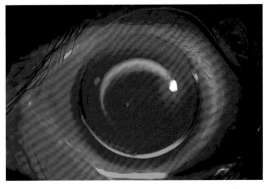

图 5-9-14　染色后第一次瞬目后荧光素开始进入镜下

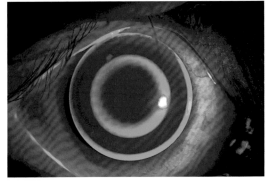

图 5-9-15　30 秒评估图

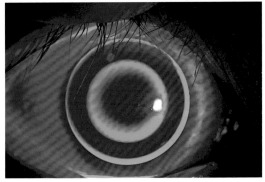

图 5-9-16　1 分钟评估图

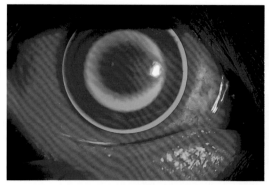
图 5-9-17　2 分钟评估图

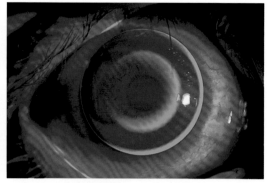
图 5-9-18　3 分钟评估图

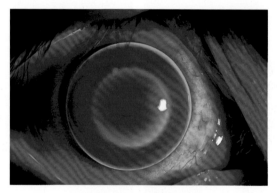
图 5-9-19　5 分钟评估图

第二次荧光染色用的量少，所以，荧光也更快被泪液交换了。

如果我们把上述的图像打乱放在一起（图 5-9-20）：

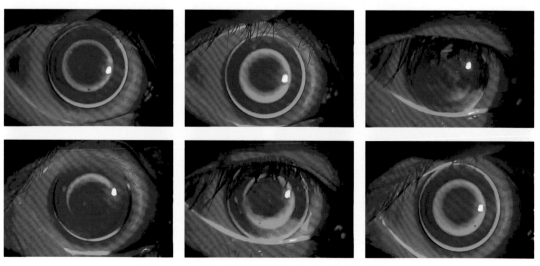
图 5-9-20　同一塑形镜染色评估时机不同表现不同

　　图 5-9-20 中，有的 BC 区荧光层厚，有的 BC 区荧光层薄；有的 RC 宽，有的 RC 窄。如果不做说明的话，会误认为是不同的镜片，有的偏松有的偏紧。其实是同一镜片在不同时间的表现。

　　荧光评估除了评估时机外，还受到泪液质量、泪液分泌量、眼表敏感性、眼睑紧张度、是否使用表面麻醉药、荧光染色量、角膜散光的范围和量等多种因素的影响。

二、表面麻醉药对荧光评估的影响

　　见图 5-9-21。

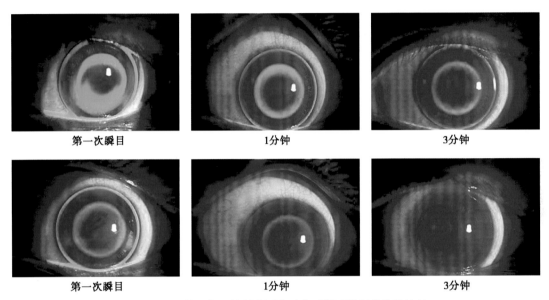

|第一次瞬目|1分钟|3分钟|

图 5-9-21　使用与不使用表面麻醉药时塑形的评估结果比较

上排三幅图片为使用表面麻醉药后的评估图，下排三幅图片为同一眼、同一镜片不同日时未使用表面麻醉药的评估图。可见由于泪液分泌受抑制，使用表面麻醉药时荧光流失慢

三、眼睑对评估的影响

　　是否拉开眼睑也对评价有影响（图 5-9-22）。

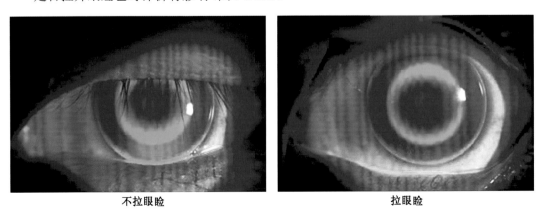

不拉眼睑　　　　　　　　　　　　　　拉眼睑

图 5-9-22　如果不撑开眼睑自然观察，上眼睑压迫上镜缘，下方镜片翘起，显得偏松；而拉开眼睑则荧光均匀

四、角膜散光对荧光评估的影响

角膜散光的范围、散光量也对评估有影响（图5-9-23）。

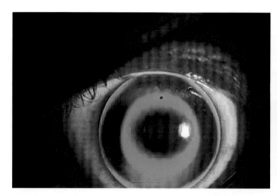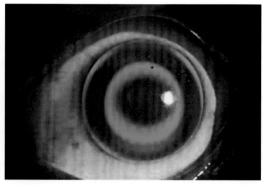

图5-9-23　1.5D角膜散光大时镜片在陡曲率方向翘起感觉偏松

五、小结

荧光染色评估受到多种因素的影响，总结如下：

1. 评估时机　评估时机过早，荧光多，容易感觉镜片配适偏松；评估时间过晚，荧光少，容易感觉镜片配适偏紧。较理想的评估时机是染色后1~3分钟。

2. 染色量　染色多，荧光多，感觉镜片配适偏松；染色少，荧光少，感觉镜片配适偏紧。

3. 泪液分泌量　泪液分泌多，泪液交换多，荧光消退快，容易感觉镜片配适偏松；泪液分泌少，泪液交换少，荧光消退慢，容易感觉镜片配适偏紧。所以要等患者适应塑形镜片后才评估，而不是一戴上镜马上评估。

4. 是否使用表面麻醉药　使用表面麻醉药，泪液分泌少，荧光消退慢，容易感觉镜片配适偏紧，反之不使用表面麻醉药容易感觉镜片配适偏松。

5. 配戴者眼表敏感性　敏感者异物感强，泪液分泌多，泪液交换多，荧光消退快，容易感觉镜片配适偏松。

6. 眼睑紧张度和位置　小睑裂，眼睑紧，容易压迫镜片上缘使下缘翘起，容易感觉镜片配适偏松。

7. 撑开眼睑和自然观察　如果不撑开眼睑自然观察，上眼睑容易压迫上镜缘，使下方镜片翘起，显得镜片配适偏松。

8. 角膜散光　角膜散光量大，或散光是边到边的形态，则镜片在陡峭的角膜曲率方向翘起，泪液交换快，容易感觉镜片配适偏松。

塑形镜配适的荧光评估，是验配师的主观判断，更受到多种因素影响而不容易掌握，只有通过大量的临床操作实践才能积累足够的验配评估技巧和经验。而角膜地形图则受到的影响因素相对少，塑形后的地形图是对塑形效果最直接和客观的表现，验配师可以更多地依靠塑形后的角膜地形图作镜片配适参考。

第十节　塑形过度造成日间裸眼远视案例

一、临床案例

女,10岁,在我们视光中心验配角膜塑形镜,检查结果如表5-10-1和5-10-2:

表5-10-1　基础视光检查资料1

眼别	电脑验光	电脑验光角膜曲率	角膜曲率计	角膜地形图SIMK
OD	−5.25/−0.50×170	7.91(42.75)@163 7.73(43.75)@73	7.88(42.875)@180 7.69(44.00)@90	7.83(43.125)@180 7.55(44.625)@90
OS	−5.00/−0.75×156	7.80(43.25)@3 7.59(44.50)@93	7.83(43.125)@180 7.55(44.625)@90	7.86(42.96)@3 7.59(44.47)@93

表5-10-2　基础视光检查资料2

眼别	E值	散瞳后复光全矫验光	眼压	角膜直径
OD	0.7	−3.50DS—1.0	15mmHg	11.87mm
OS	0.53	−4.25DS−0.50DC×165—1.0	13mmHg	11.87mm

角膜地形图如下(右眼图5-10-1,左眼图5-10-2):

经评估后,验光师给双眼过夜试戴镜片42.5/−3.00/10.6,次日早晨复查,地形图如下(右眼图5-10-3,左眼图5-10-4):

验光师给定片:右眼42.5/−3.50/10.6,左眼42.5/−4.25/10.6

戴镜一个月后,家长诉孩子日间视力不佳,但每天到下午4:00后视力会提高。

检查:双眼角膜好,地形图如下(右眼图5-10-5,左眼图5-10-6):

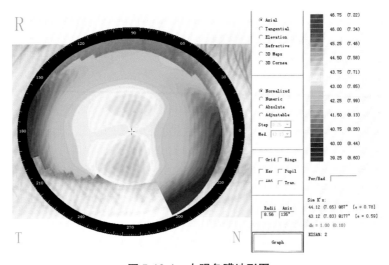

图5-10-1　右眼角膜地形图

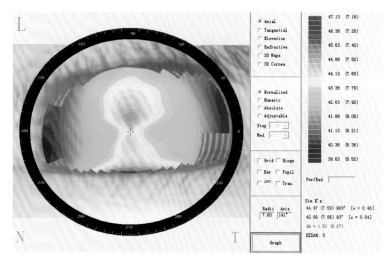

图 5-10-2　左眼角膜地形图

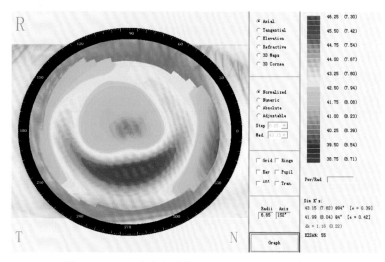

图 5-10-3　右眼过夜试戴 42.5/−3.00/10.6 后地形图

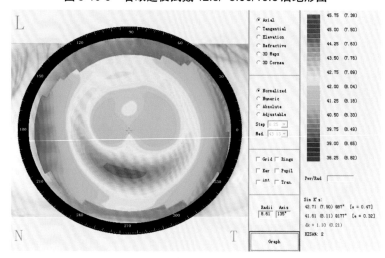

图 5-10-4　左眼过夜试戴 42.5/−3.00/10.6 后地形图

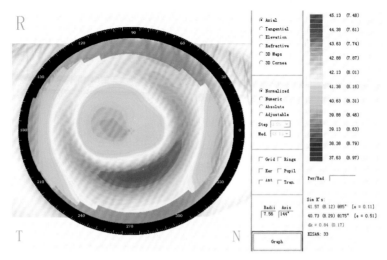

图 5-10-5　右眼戴 42.5/−3.50/10.6 一个月后地形图

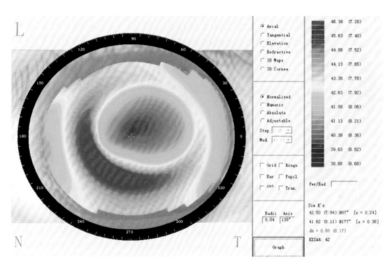

图 5-10-6　左眼戴 42.5/−4.25/10.6 一个月后地形图

摘镜后裸眼视力和验光结果为：

OD：0.8　　+1.00DS—1.0[+]

OS：0.4　　+2.00DS—1.0[+]

二、案例分析

本案双眼角膜 E 值偏高，这样的情况常常需要给偏平坦的配适才能获得满意的效果。验光师的镜片配适调整是成功的，地形图也非常满意，但没有做片上验光，降幅是根据主觉验光师的屈光度来给的。此时，由于相对于角膜曲率的偏平配适，导致基弧给的压力过大，造成了过度塑形的结果。患者早晨摘镜时，远视较多，视力差，而随着角膜弹复，到下午和晚间，远视减少到调节能代偿时视力提高。

角膜塑形的降幅选择，与框架眼镜验配完全不同。塑形的效果，受角膜曲率、角膜硬度、角膜弹性、眼压、E 值等多种因素的影响。同样是 −4.00D 近视，可能需要用 −4.50D 的降幅设计能获得 400 度近视降度、反之，也可能只需要用 −3.00D 的降幅设计就能获得 −4.00D 近视降幅效果。所以，在确定塑形降幅时，片上验光是非常重要的参考指标。本案中，由于没有片上验光，按框架眼镜验光值设计降幅，造成日间裸眼远视状态。

我们重新做了同样参数的试戴和片上验光，结果：

片上验光：OD：PL—1.2　OS：−0.50DS—1.2

给予重新定片：右眼 42.5/−3.00/10.6　左眼 42.5/−3.50/10.6

戴镜 2 周复查，角膜好，角膜地形图满意（右眼图 5-10-7，左眼图 5-10-8）。

摘镜后裸眼视力和验光结果：

R：1.2　PL—1.2

L：1.2　PL—1.2

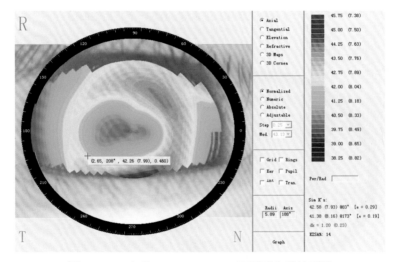

图 5-10-7　右眼 42.5/−3.00/10.6 两周后角膜地形图

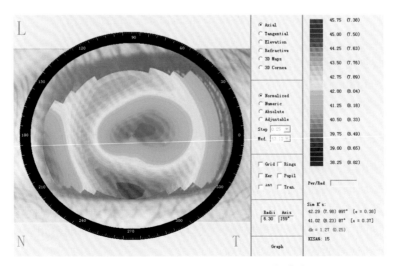

图 5-10-8　左眼 42.5/−3.50/10.6 两周后角膜地形图

三、案例小结

1. 塑形的定位固然重要，但降幅也是不可忽视的因素。儿童验配角膜塑形镜是为了控制近视进展，如果过度塑形造成日间裸眼远视，形成中央远视性离焦，还会更加促进近视进展，与控制近视的目的背道而驰了。

2. 试戴评估满意后，片上验光结果是确定降幅的重要参考。

3. 除片上验光外，角膜塑形的降幅调整还要参考一些原则：过陡的 K 值，可以适量减少降幅；过平的 K 值，可以适量增加降幅；E 值偏高，可以适量减少降幅；E 值偏低，可以适量增加降幅。眼压偏高，可以适量增加降幅。

4. 塑形后的裸眼视力不容易预测，验光师在确定降幅时，要多方面考虑，避免塑形矫正不足或过矫正的情况。

第十一节　超量降幅设计塑形案例

一、临床案例

男，13 岁，2011 年在我们视光中心做角膜塑形镜验配。当时的检查结果如表 5-11-1 和表 5-11-2：

表 5-11-1　基础视光检查资料 1

眼别	电脑验光屈光度	电脑验光角膜曲率	角膜曲率计	角膜地形图 SIMK
OD	−3.25DS−1.25DC×177	7.91（42.75）@163	40.75/8.28@180	40.64/8.30@1
		7.73（43.75）@73	42.25/8.0@90	42.22/7.99@91
OS	−3.50DS−1.25DC×2	7.80（43.25）@3	40.75/8.25@180	39.63/8.52@7
		7.59（44.50）@93	42.00/8.0@90	41.23/8.52@97

表 5-11-2　基础视光检查资料 2

眼别	E 值	散瞳后复光全矫验光	角膜直径
OD	0.60	−3.25DS−1.00DC×180—1.0	11.0mm
OS	0.63	−3.50DS−1.00DC×180—1.0	11.1mm

角膜地形图如下（右眼图 5-11-1，左眼图 5-11-2）：

由于角膜曲率平坦，评估试戴时，我们延长了试戴时间。使用 −3.00D 降幅的试戴片，连续过夜试戴 20 日后，塑形效果仍不明显，日间裸眼视力不理想，双眼验光仍残留 −2.00D 近视。但试戴地形图满意。考虑到角膜曲率平 K 值比较平坦，当时在片上验光的基础上额外加了 −1.00D 的降幅，最终定片参数为右 4050/−4.50/10.6，左 4000/−4.75/10.6。

取镜并戴镜 1 个月后复诊，双眼戴镜评估满意，角膜完好，地形图理想（右眼图 5-11-3，左眼图 5-11-4）。

裸眼验光：双眼 PL—1.0[+]

每半年复诊，日间裸眼视右 1.0，左 1.0，角膜好，角膜地形图理想。为了确认日间裸眼是否塑形过矫正，每次复查都严格按 MPMVA 原则做了验光，均双眼 PL—1.0[+]。

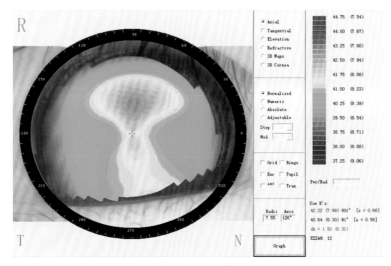

图 5-11-1　右眼角膜地形图

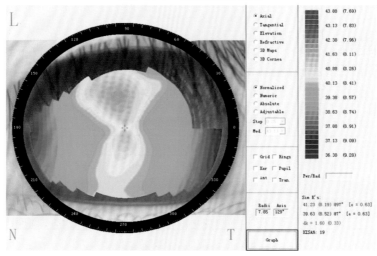

图 5-11-2　左眼角膜地形图

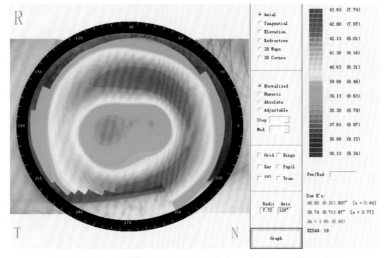

图 5-11-3　右眼戴 4050/−4.50/10.6 一个月后角膜地形图

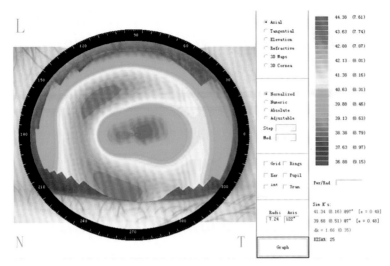

图 5-11-4 左眼戴 4050/-4.75/10.6 一个月后角膜地形图

2013 年 9 月，家长带孩子来复查，准备换片。诉日间视力佳，但到傍晚后视力略下降。

两年间，家长多次询问，塑形镜的降幅分别用到 -4.50D、-4.75D 是否其近视就是 450 度和 475 度？非常担心小孩近视控制效果不佳。为了确认孩子的真实屈光度和近视控制情况，家长接受了我们给孩子停戴塑形镜 45 天的建议，待角膜地形图完全恢复后复查。

停戴 45 天后，复诊，验光：

右眼 -3.50/-1.25×180—1.0

左眼 3.75/-1.25×180—1.0

和 2011 年的验光结果相比较，本次验光近视增长 0.25D，散光增加 0.25D，近视控制效果满意。

考虑到有日间裸眼视力佳、傍晚后视力略下降的情况，我们在原来的镜片参数上增加了 -0.25D 降幅重新定片：右眼 4050/-4.75/10.6，左眼 4000/-5.00/10.6。

镜片到后，给孩子做片上验光仍然在 +1.5～+1.75D，说明确实是给了超量的降幅。

二、案例分析

本案特殊之处在于：使用的降幅比实际的屈光度高很多。由于柱镜能被角膜塑形消除，所以在不考虑柱镜情况下，右眼降幅比实际屈光度高（-4.50）-（-3.25）=-1.25D；左眼降幅比实际屈光度高（-4.75）-（-3.50）=-1.25D。

回顾此案例，只能觉得我们"运气太好"。2 年前，居然多给了 -1.00D 降幅的情况下，获得了"正好"合适的近视降幅效果。如果当时没给超量降幅设计，肯定会出现日间视力差的情况，导致家长不满意。

三、案例小结

1. 本案如按常规降幅设计，必定造成塑形不足问题。前面的案例与本案恰恰相反，前文说的是按正常降幅却严重过矫正的情况。

2. 所以，角膜塑形的降幅设计是技术，也是一门"艺术"。塑形的效果在真正定片使用前，是靠"预测、估计"的。塑形镜的降幅设计，要参考片上验光的结果，结合眼压、角膜曲率平坦 K、试戴时塑形的速度、角膜 E 值等多方面参数共同考虑。

第十二节　从案例看角膜塑形的降幅设计思路

一、临床案例

一位验配师提供了一个角膜塑形的案例：女，13 岁。检查结果如表 5-12-1 和表 5-12-2：

表 5-12-1　基础视光检查资料 1

眼别	电脑验光屈光度	电脑验光角膜曲率	角膜曲率计	角膜地形图 simK
OD	−5.25DS−0.5DC×171	44.75/7.53@171	45.0/7.5@180	45.08/7.49×176
		45.5/7.43@81	45.5/7.4@90	45.87/7.36×86
OS	−4.75DS−1.0DC×180	44.50/7.56@0	44.25/7.6@180	44.69/7.55×8
		45.5/7.41@90	45.25/7.5@90	45.6/7.40×98

表 5-12-2　基础视光检查资料 2

眼别	E 值	散瞳后复光全矫验光	角膜直径	眼压
OD	0.33	−5.5—1.0	11.5mm	15mmHg
OS	0.38	−5.0DS−0.5DC×160—1.0	11.5mm	15mmHg

原始角膜地形图如下（图 5-12-1 和图 5-12-2）：

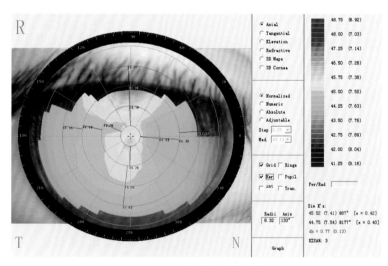

图 5-12-1　右眼角膜地形图

使用试戴片和试戴片上验光追加光度：

OD：44.00/−3.00/10.6　片上验光追加光度 −1.0DS—1.0

OS：44.50/−3.00/10.6　片上验光追加光度 −1.0DS—1.0

试戴后地形图如下（图 5-12-3 和图 5-12-4）：

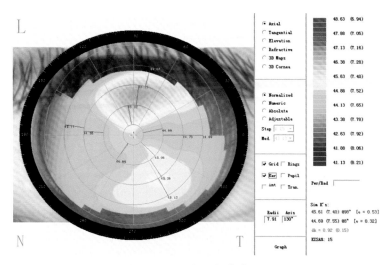

图 5-12-2　左眼角膜地形图

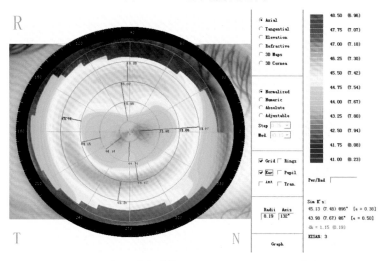

图 5-12-3　右眼过夜试戴 44.00/-3.00/10.6 后角膜地形图

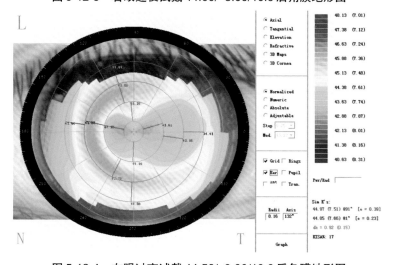

图 5-12-4　左眼过夜试戴 44.50/-3.00/10.6 后角膜地形图

按上述试戴片过夜试戴后裸眼视力和矫正情况如下：

OD：0.25　−3.00—1.0

OS：0.3　−2.75—1.0

验光师给定单如下，询问是否合理？

OD：44.00/−5.50/10.6

OS：44.50/−5.25/10.6

二、案例分析

1. AC 的选择是否合理　角膜曲率计测量、地形图 simk 和电脑验光测量的角膜曲率值非常接近，仅相差 0.25D。说明测量结果准确可信。

原始角膜地形图显示右眼对称性稍差，双眼 E 值偏低，按我们的选片原则，要选择 AC 比平坦 K 偏紧一点的试戴片。但考虑到近视屈光度高，为留出塑形空间以避免高屈光度后期越戴越紧的情况，原则上 AC 可以稍微放松一些，所以综合考虑还是按平 K 选片，即：右眼 45.00/−3.00/10.6，左眼 44.50/−3.00/10.6。

验配师给的试戴参数右眼 44.00/−3.00/10.6、左眼 44.50/−3.00/10.6，且确定试戴评估结果理想配适，如右眼给 AC 45.00D 的试戴片，则评估偏紧、染色荧光不容易进入镜片下。结合过夜试戴的地形图看，塑形效果可以接受。

综合判断，验配师在 AC 的选择是可以接受的。

2. 直径选择　双眼角膜直径 11.5，选择 10.6 的镜片直径，比角膜小 11.5−10.6＝0.9mm，非常理想。

3. 看降幅的选择是否合理　如果从片上验光的结果来设计塑形镜的降幅应该是：

右眼：−3.00＋(−1.00)＝−4.00D

左眼：−3.00＋(−1.00)＝−4.00D

验配师显然觉得这样的结果与全矫验光结果相差太大，欠矫正太多而不敢给这样的处方。所以最终按全矫验光的等效球镜度结果(右眼 −5.50D，左眼 −5.25D)给降幅。这是否合理？

本案中，塑形镜对角膜的塑形作用包括以下三个部分：

第一部分：AC 与测量平 K 的差异造成的塑形效果有(右眼：44−45＝−1.00D；左眼 44.50−44.50＝0)：假设是没有塑形效果的 RGP，基弧 44D 的 RGP 镜片戴到 45D 曲率的角膜上，中央压平，也产生了 1D 的近视塑形作用，这个作用主要是由镜片对角膜基质层的塑形造成的(图 5-12-5)。最早的第一代角膜塑形就是这样的原理。

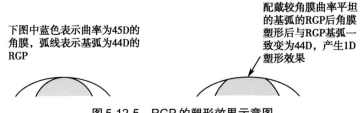

下图中蓝色表示曲率为45D的角膜，弧线表示基弧为44D的RGP

配戴较角膜曲率平坦的基弧的RGP后角膜塑形后与RGP基弧一致变为44D，产生1D塑形效果

图 5-12-5　RGP 的塑形效果示意图

所以，塑形镜比角膜曲率平 K 值更平坦时会产生如同图 5-12-5 中 RGP 一样的额外塑形效果。也可以理解为：当塑形镜比角膜曲率平 K 值更平坦时，会产生如 RGP 一样的负的泪液镜效果，随着塑形的推进，负的泪液镜间隙由角膜上皮组织填充了，所以需要减少降幅设计。反之，如果塑形镜比角膜曲率平 K 值更陡峭时，效果相反。同样可以理解为：塑形镜比角膜曲率平 K 值更陡峭时，会产生如 RGP 一样的正的泪液镜效果，随着塑形的推进，正的泪液镜间隙由角膜上皮组织填充了，所以需要增加降幅设计。这样的效果会体现在片上验光的结果上，表现为由片上验光计算出的降幅与全矫正验光有差异。

第二部分：角膜塑形的常规过矫正设计，在塑形镜基弧区多做 0.75D 的过矫正塑形效果，这个是为了避免塑形后，日间摘镜后角膜塑形效果逐渐回弹做的常规处理。

第三部分：角膜塑形镜本身的 4 弧区逆几何设计产生流体动力学带来的塑形效果。与上述情况不同，这个塑形效果主要是镜片对角膜上皮重塑造成。

验配师给降幅设计是右眼 −5.50D，左眼 −5.25D。按这样的设计，上述三项塑形效果累加的结果是：

右眼：(−1.00)+(−5.50)+(−0.75)=−7.25D

左眼：0+(−5.25)+(−0.75)=−6.00D

因此，右眼降幅比全矫正验光结果高，会造成过矫。理论上角膜塑形会矫正左眼的低度散光，只留下球镜度数，所以左眼也略微过矫正了一些。

所以本案还是要从片上验光结果为基础，参考 E 值、眼压、平 K、直径等参数来设计降幅。

1. 双眼眼压 15mmg，非常理想，不需要修正。塑形的理想的眼压是 13～19mmHg，过高的眼压要适量加降幅。

2. 双眼 E 值偏低，可以各多给 0.25D 降幅。

3. 平 K 在 44.00D 附近，不需要修正。（过低的 K 要加降幅，过高的 K 减降幅）。

4. 直径 10.6mm，标准直径，未做变化，不需要修正。（一般加直径适量放平，减直径适量收紧）。所以双眼最终的降幅应为（试戴片的 −3.00D）+（片上验光 −1.00D）+（低 E 值修正 −0.25D）=−4.25D。

综上所述，我建议的处方是：

OD: 44.00/−4.25/10.6

OS: 44.50/−4.25/10.6

注意，这个定片参数的降幅比患者的近视屈光度低了很多。按上述参数定片后，戴镜 1 个月复查，双眼日间裸眼视力 1.0⁺。验光双眼均为 PL。角膜地形图满意，角膜好。

三、案例小结

角膜塑形的降幅设计确实很讲技术与艺术。降幅不够，造成日间视力差，患者常常不能接受。降幅过多，则过矫正，形成远视性离焦反而促进近视进展。所以，要注意以下几方面：

1. 塑形镜的降幅效果由 AC 与平 K 值差异的塑形作用（推测以对角膜基质的塑形作用为主）、塑形设计的 BC 降幅（对角膜上皮塑形，使得上皮重分布造成）和常规过矫正设计共同作用。

2. 片上验光是修正塑形镜 AC 与角膜曲率平 K 差异的塑形作用的直观表现。

3. 降幅设计要在片上验光基础上参考 E 值、眼压、光度、平 K 值、直径等参数来设计降幅。

第十三节　戴镜方式调整改善初期塑形效果案例

一、临床案例

女，21 岁，在我们视光中心验配角膜塑形镜，检查结果如下：

主觉验光：

OD：−1.75DS−0.50DC×175—1.2

OS：−1.25DS−0.75DC×175—1.2

角膜曲率：

OD：43.25/7.8@180　44.00/7.66@90

OS：43.75/7.72@180　44.25/7.64@90

双眼原始角膜地形图对称性差，见图 5-13-1 和图 5-13-2：

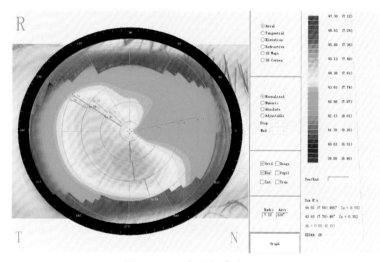

图 5-13-1　右眼角膜地形图

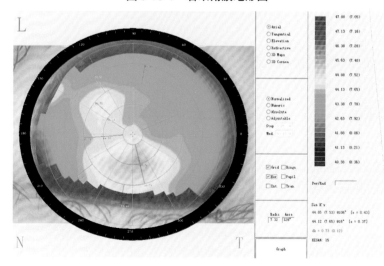

图 5-13-2　左眼角膜地形图

验配师经试戴评估、片上验光后给予定片参数：

OD：4300/200/10.6

OS：4375/150/10.6

镜片到后，顾客戴镜一周，诉日间视力差，重影。早晨不摘镜来复诊，检查发现镜片黏附角膜不动，手指可轻易推动。摘镜后双眼角膜中央上皮少量点状脱落。

裸眼视力：OU 0.5

荧光染色评估图（右眼图 5-13-3，左眼图 5-13-4）：

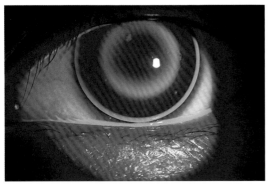 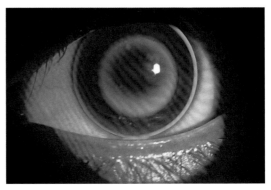

图 5-13-3　右眼 4300/200/10.6 戴镜一周荧光评估图　　　图 5-13-4　左眼 4375/150/10.6 戴镜一周荧光评估图
　　　　右眼：评估可接受，活动 1mm　　　　　　　　　　　　　左眼：评估可接受，活动度 1mm

角膜地形图（图 5-13-5 和图 5-13-6）：

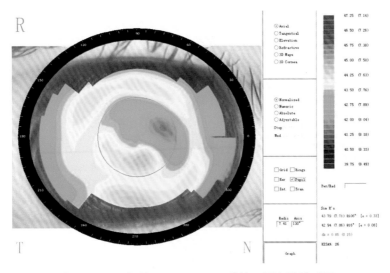

图 5-13-5　右眼 4300/200/10.6 戴镜一周角膜地形图

157

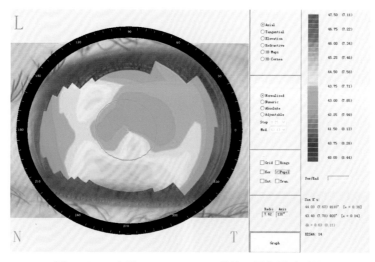

图 5-13-6　左眼 4375/150/10.6 戴镜一周角膜地形图

二、案例分析

本案是 21 岁的青年验配角膜塑形镜。这个年龄的青年由于使用电脑等视频终端多，泪液分泌、泪液质量、泪液交换常常不如儿童。我们追问顾客的戴镜情况时发现，为了避免戴镜时的异物感，顾客睡前戴镜后立即闭眼入睡，而且戴镜前往往长时间使用电脑。

从荧光评估图看，镜片配适可接受。而角膜地形图表现双眼中央光学区塑形不均匀，有类似"中央半岛"形态。结合上述戴镜情况分析，考虑：睡前长时间使用电脑会造成瞬目少、泪液蒸发多，导致泪液质和量下降，镜片下泪液交换少，而造成塑形不均匀和戴镜过夜后镜片轻度黏附的情况。

如果能在睡前一段时间就戴镜，镜片本身可物理刺激泪液分泌、适应后再入睡应该能解决这个问题。所以我们建议顾客入睡前 30 分钟戴镜。

1 周后顾客复诊，症状消失，双眼日间裸眼视力 1.0，角膜透明，上皮完好，评估镜片无黏附情况。角膜地形图如下（右眼图 5-13-7，左眼图 5-13-8）：

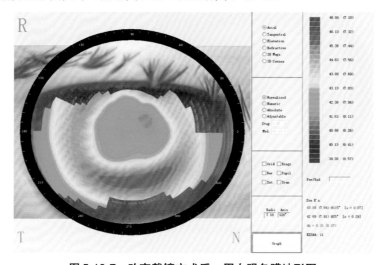

图 5-13-7　改变戴镜方式后一周右眼角膜地形图

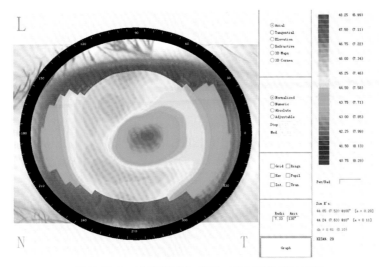

图 5-13-8 改变戴镜方式后一周左眼角膜地形图

三、案例小结

1．塑形镜戴镜初期，配戴者（尤其儿童）常常戴镜后立即闭眼入睡，以避免因瞬目带来的异物感。镜片、泪液和角膜未完全"磨合"就闭眼，泪液未充分交换到镜片下，甚至出现镜下气泡，而造成塑形效果不佳。

2．初戴镜时，尝试采取睡前一段时间提前戴镜，可以避免泪液分泌少或泪液质量差造成的塑形不良。

第十四节 E值与角膜塑形镜片试戴选片的关系

角膜塑形镜的验配过程中，我们通过测量角膜曲率、角膜地形图，依据相关数值在多个试戴片中，找到与角膜匹配的塑形镜片，获得适合的荧光素评估图，以此来确认镜片的参数。其中最重要的就是确认定位弧 AC。

定位弧（AC）与中周部角膜曲率平行或匹配，是为了使镜片能稳定在角膜表面。定位弧（AC）就如同我们验配 RGP 的基弧。

角膜塑形中各弧段与标准镜片荧光素评估的关系见图 5-14-1：

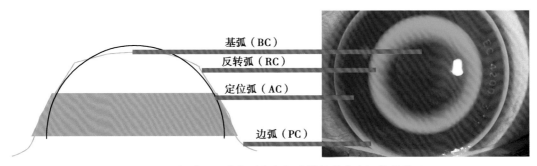

基弧（BC）
反转弧（RC）
定位弧（AC）
边弧（PC）

图 5-14-1 角膜塑形中各弧段与标准镜片荧光素评估的关系

E 值（偏心率）是指一个弧面中心顶点到边缘曲率半径的差值，称为弧面的偏心率（eccentricity，e），通常用 E 值来表达。人眼的角膜是椭圆形的，所以 0＜e＜1。一些病态的角膜会出现 e＜0 或 e＞1 的情况。正常角膜是中央相对陡峭，边缘相对平坦的非球面，所以角膜中央曲率比周边角膜曲率越陡，E 值就越大；反之，角膜中央曲率与周边曲率的差异越小，E 值就越小。

在选择角膜塑形试戴镜片时，要参考角膜曲率测量值。但角膜曲率计测量的是角膜中央 3mm 区域的角膜曲率值，而塑形镜的定位弧常常是在距角膜中心 4mm 以外。E 值越高，角膜中心 4mm 外的曲率相对越平坦。也就是说，不同 E 值的角膜，角膜曲率计测量结果相同，但周边的实际曲率不同。所以，如果只按角膜曲率计测量结果为定位弧的选片标准，就会出现定位弧不匹配的情况。

举例说明：

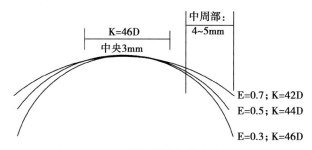

图 5-14-2　E 值和周边角膜曲率的关系

图 5-14-2 中，在中央 3mm 直径内，角膜曲率计测量都是 46D。但对于 E 值等于 0.3、0.5、0.7 的不同角膜，周边的角膜曲率（8～10mm 直径处）就不同了。E 值越大，周边的角膜曲率越平坦。

为了解决角膜中央相对陡峭，边缘相对平坦的问题，多数角膜塑形镜片在设计时，按 E 值为 0.5（多数人角膜 E 值在 0.5 附近）为标准设计。所以，对于 E 值是 0.5 的角膜来说，按角膜曲率计的测量结果选择试戴片定位弧（AC）会是理想的；而当 E 值异常时，按角膜曲率计测量结果选择定位弧（AC）的方法就会失灵。

对于高 E 值角膜，周边相对很平坦。中央 3mm 直径区域的角膜曲率和对应 AC 的约 7mm 直径外的角膜曲率差异很大（图 5-14-3）。如果纯粹以角膜曲率计测量的结果选择试戴片定位弧，就容易出现配适过紧的情况。临床上表现为镜片不活动、镜片黏附角膜、角膜上皮大片脱落，甚至角膜基质水肿等。

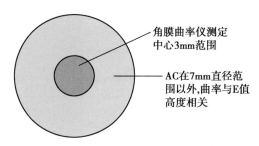

图 5-14-3　角膜曲率在中央和周边的差异

总结：

1. 角膜塑形镜在选择试戴片时要考虑角膜E值的影响 如果E值高要排除圆锥角膜，大散光等情况，同时，选择的定位弧参数要比角膜曲率计的测量值偏平坦。当然，最终的AC的选择标准还是试戴镜片的荧光评估表现。

2. 我们也看到，E值在角膜塑形验配中的重要参考作用，所以角膜地形图是角膜塑形镜验配必不可少的设备。

3. E值对角膜塑形的速度也有影响 E值在0.5以上时，塑形速度会比较快；而在0.3以下时，角膜塑形速度会比较慢。

第十五节 高E值角膜塑形验配案例

一、临床案例

女，17岁，在我们视光中心做角膜塑形验配。检查结果如下：

全矫光度 OD：-4.50DS—1.0

OS：-3.50DS-0.50DC×35—1.0

角膜曲率 OD：43.50/7.74@180 43.50/7.6@90 E值0.71

OS：43.50/7.7@180 44.50//7.6@90 E值0.71

角膜地形图如下（右眼图5-15-1，左眼图5-15-2）：

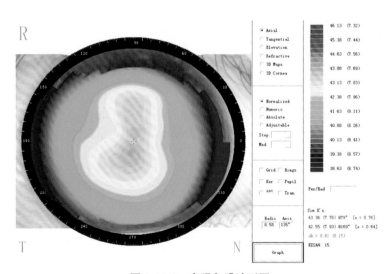

图5-15-1 右眼角膜地形图

按前一节中有关E值和角膜塑形试戴片选择关系的描述，本案E值高，选择的定位弧参数要偏平坦。经反复试戴评估后验配师确认双眼试戴参数均为4250/300/10.6（试戴片AC比角膜平坦K43.5D平了1.00D），试戴一夜后地形图如下（右眼图5-15-3，左眼图5-15-4）：

我们认为双眼角膜地形图都有中央岛表现，尤其左眼更严重，调整左眼试戴参数为42.25/300/10.6（AC再放平0.25D）。

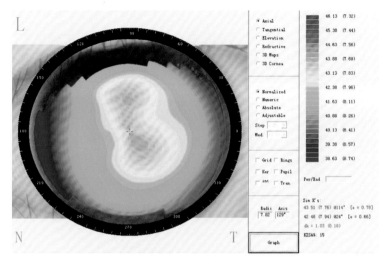

图 5-15-2 左眼角膜地形图

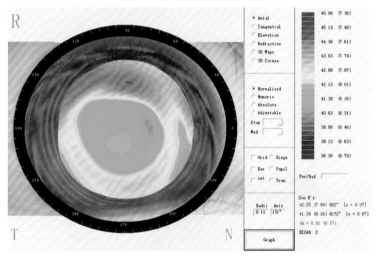

图 5-15-3 右眼试戴 4250/300/10.6 一夜后地形图

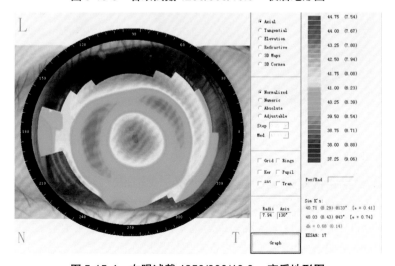

图 5-15-4 左眼试戴 4250/300/10.6 一夜后地形图

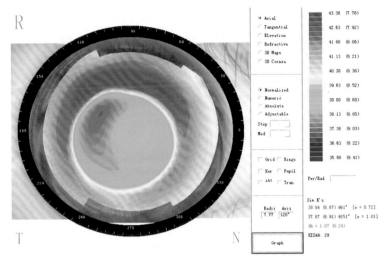

图 5-15-5　右眼试戴 4250/300/10.6 一周后地形图

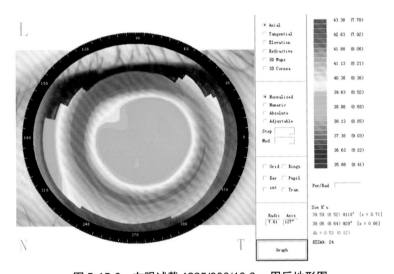

图 5-15-6　左眼试戴 4225/300/10.6 一周后地形图

　　试戴了一个星期后复查双眼裸眼视力 1.0，角膜上皮完好，镜片评估满意，地形图如下（右眼图 5-15-5，左眼图 5-15-6）。按片上验光结果确定降幅后定片。

　　戴镜 1 个月随访，双眼日间裸视 1.0+，无不适。

二、案例小结

　　高 E 值塑形镜的验配比较困难，选择试戴片时要选择比角膜平 K 值更平坦的 AC 试戴。而且为了确认塑形效果，试戴时间也要长一些。一般 E 值大于 0.6 时，试戴片 AC 要比角膜平 K 值平坦 0.75D 以上，而且，E 值越高，选片 AC 平得越多。本案中 E 值在 0.7，使用的 AC 比角膜平 K 值平坦了 1D。

第十六节 超平坦角膜的塑形案例

一、临床案例

女,11岁,屈光参差,要求左眼验配角膜塑形镜,检查结果如表5-16-1和表5-16-2:

表5-16-1 基础视光检查资料1

眼别	电脑验光	电脑验光曲率、K值、轴向	全矫验光和矫正视力
右眼	+0.12DS	39.50/8.52@7 40.25/8.38@97	PL—1.2
左眼	−2.75DS−0.50DC×166	39.50/8.55@178 40.25/8.40@88	−2.75DS/−0.50DC×165—1.2

表5-16-2 基础视光检查资料2

眼别	眼压	眼轴	角膜曲率计测量曲率、K值、轴向(3组数据)	角膜地形图曲率、K值、轴向(3组数据)	E值	可见虹膜直径mm
右眼	17	24.34mm	39.37/8.57@180 40.00/8.43@90	39.35/8.58@5 40.56/8.32@95	0.6	12.0mm
左眼	14	25.82mm	39.375/8.57@180 40.125/8.4@90	39.60/8.52@4 40.50/8.33@94	0.56	12.0mm

角膜地形图如下(图5-16-1和图5-16-2):

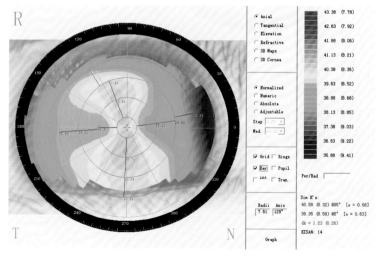

图5-16-1 右眼角膜地形图

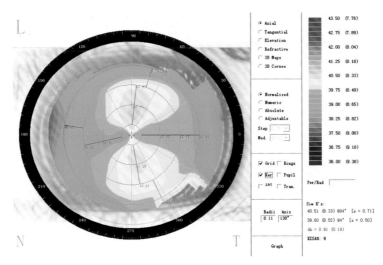

图 5-16-2　左眼角膜地形图

二、案例分析

1. 本案电脑验光、角膜曲率计、角膜地形图测量的角膜曲率基本一致，说明角膜曲率的测量结果准确，而且双眼的平 K 值都在 39.3～39.5D 左右，都很平坦。

2. 左眼等效球镜度 −3.00D，以 39 为平 K 值计算，角膜塑形的目标曲率是 39−3＝36D，刚好符合角膜塑形目标降幅曲率不低于 36D 的要求。其他检查指标均符合角膜塑形条件。

3. 按角膜塑形的适应证指标，本案角膜曲率太平坦，并不适合角膜塑形，但在家长的强烈期盼下，我们进行充分沟通后，尝试塑形验配，过程如下：

按照角膜塑形的选片原则，左眼平 K 值在 39.3～39.5D，角膜散光在 1.00D 左右。我们先尝试 39.50/−3.00/10.6 的试戴片，评估镜片很紧。给予试戴 39.00/−3.00/10.6，仍然有偏紧。试戴过夜，次日晨来诊镜片固着，荧光染色不容易进入镜片下，摘镜后角膜上皮点状脱落着色。嘱停戴一周后待角膜恢复，再继续验配。

1 周后复诊，角膜地形图恢复原状，试戴 38.75/−2.00/10.6，评估满意，四段弧清晰标准，镜片活动度 1mm，过夜试戴，次日晨镜片活动度好，角膜上皮完整无着色，但裸眼视力无提高。

戴试戴片 3875/−2.00/10.6，一周后取镜，双裸眼视力 0.5，验光 −1.00DS—1.0，地形图见图 5-16-3：

由于角膜曲率过于平坦，且角膜直径大，给予增加 AC 宽度 0.1mm（即增加总镜片直径 0.2mm）处理，并根据片上验光结果计算降幅，左眼定片参数为：38.75/−2.25/10.8

戴镜一个月后复查，左眼日间裸眼视力 1.0，角膜上皮完整无着色。地形图见图 5-16-4：

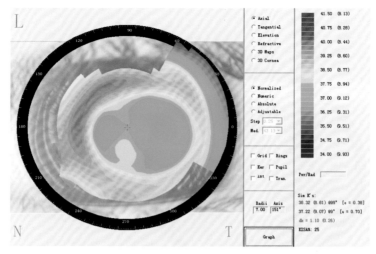

图 5-16-3 左眼试戴 3875/−2.00/10.6 一周后角膜地形图

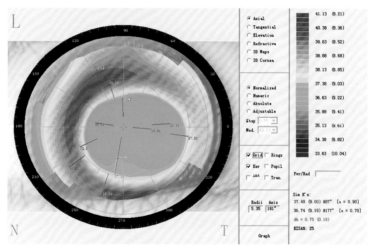

图 5-16-4 左眼戴镜 38.75/−2.25/10.8 一个月后角膜地形图

三、案例小结

1．角膜平 K 值在 41.50～44.00D 是角膜塑形的最佳适应证。本案例角膜平 K 值远远低于"最佳指标"，这样的情况在塑形前就可判断预后是不理想的。

2．过平的角膜，常常造成水平侧偏位，稍微收紧 AC 又容易镜片下方偏位和黏附固着，很难处理。

3．对曲率过平坦的角膜，塑形速度会变慢，所以在找到合适的试戴片后，过夜试戴次日晨裸眼视力不一定提高，塑形效果不明显。本案中我们等到连续过夜试戴 7 天后，才看到角膜地形图塑形效果，裸眼视力提高到 0.5。

4．如果一定要做角膜曲率非常平坦的塑形验配，要和家长进行充分沟通，说明可能塑形效果不满意，裸眼视力也不一定能达到 1.0。而且验配、试戴过程会很长，试戴不满意依然要放弃。

5．一般常规的角膜塑形试戴片的 AC 为 40.00～45.50D。如果没有相应平坦 AC 试戴片,需要向厂家借片,或专门定制试戴片。

6. 对于过平坦的角膜,在角膜直径允许的情况下,要加大镜片直径来提高镜片中央定位,直径加大也增加镜片矢高而提高塑形力量。但要注意,角膜直径要大于镜片直径0.8mm。

7. 像本案例这种角膜曲率超平坦而成功塑形的案例非常少,建议经验丰富的视光医师才做尝试。

第十七节　睡姿不良造成塑形初期偏位案例

一、临床案例

男,12岁,在我们视光中心做角膜塑形,通过过夜试戴效果满意后定片。取镜评估也满意。

戴镜一周后,家长诉小孩日间裸眼视力不好,复查双眼角膜地形图偏位,角膜上皮完好(图5-17-1和图5-17-2):

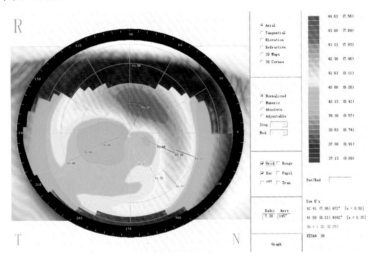

图 5-17-1　右眼戴角膜塑形镜一周后角膜地形图

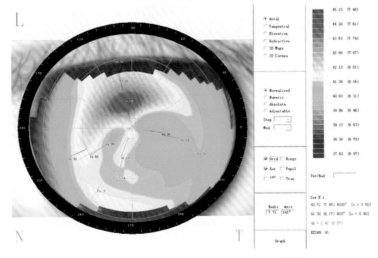

图 5-17-2　左眼戴角膜塑形镜一周后角膜地形图

　　追问过夜戴镜的具体情况后，发现小孩一直都有趴着睡的习惯，而试戴时由于验光师反复交代过睡姿问题，其母亲陪着孩子睡一夜，监督保持其仰卧睡姿。所以，试戴时镜片未偏位。

　　我们让其停戴7天，检测角膜地形图恢复，重戴。要求保持仰卧睡姿。

　　一周后复诊双眼地形图正位（图5-17-3和图5-17-4），双裸眼视力1.0。

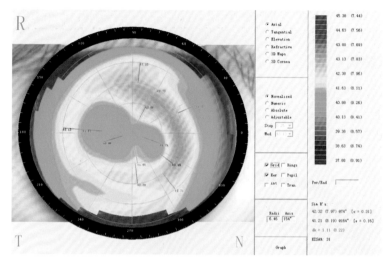

图 5-17-3　保持仰卧睡姿夜戴角膜塑形镜一周后右眼角膜地形图

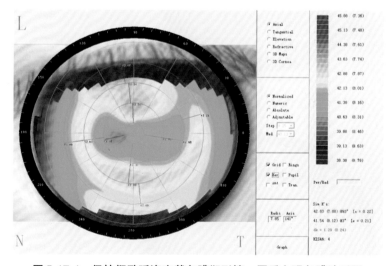

图 5-17-4　保持仰卧睡姿夜戴角膜塑形镜一周后左眼角膜地形图

二、案例小结

　　1. 角膜塑形的初始阶段很重要。在合适的配适条件下，镜片初期对角膜形成正确的压痕后，就不容易产生偏位。

2．塑形初期，常常因为异物感强、眼睑轻度痉挛导致睑压变化；睡姿不良；不适应等因素而容易形成偏位压痕，使镜片在一个错误的压痕上塑形下去而加重偏位。这就像钉钉子，先要在墙上轻轻钉一个与墙面垂直的小孔（形成正确的压痕），后才大力用锤子敲钉子进去。如果一开始钉子的角度不对，就导致钉出的钉子不正（偏位）。

3．所以，在塑形试戴和塑形初期一定要向家长强调睡姿、摘戴镜手法、护理等细节。待塑形形成正确的压痕后，进入稳定期，相对就不容易偏位了。

第十八节　日戴角膜塑形镜改善镜片偏位案例

一、临床案例

男，9岁，到我们视光中心验配角膜塑形镜。检查结果如下：

VOD 0.4，VOS 0.25

散瞳验光后复光：

OD：−2.00DS—1.0

OS：−2.25DS−0.5DC×160—1.0

角膜地形图如下（图5-18-1和图5-18-2）：

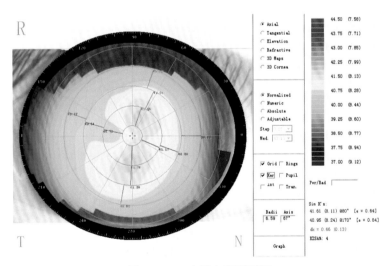

图5-18-1　右眼角膜地形图

按角膜塑形的验配流程做试戴、评估后获得满意效果，过夜试戴镜片2天，裸眼视力均1.0后定片。

镜片到后，戴镜20天复诊，家长诉孩子日间裸眼视力差。复查显示，双眼裸眼视力0.6。双眼镜片稍向颞侧偏位。地形图如下（右眼图5-18-3，左眼图5-18-4）：

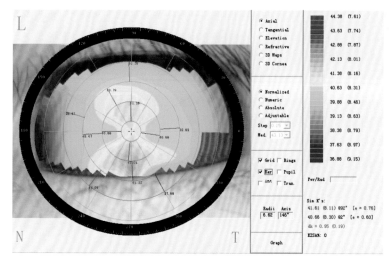

图 5-18-2　左眼角膜地形图

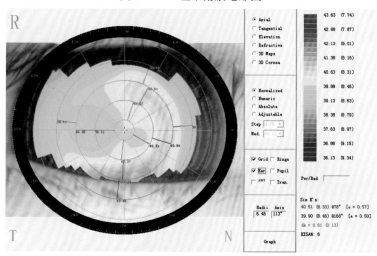

图 5-18-3　夜戴角膜塑形镜 20 天后右眼角膜地形图

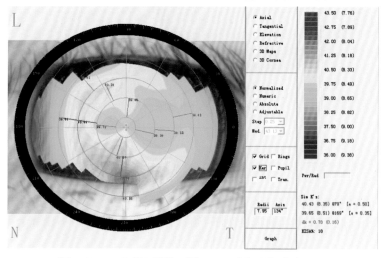

图 5-18-4　夜戴角膜塑形镜 20 天后左眼角膜地形图

二、案例分析

试戴评估、过夜试戴镜片时，塑形位置都正，但正式定片却偏位了。我们重新做了荧光评估，镜片配适理想，估计是眼睑紧或睑压不平衡造成的镜片偏位。家长诉儿童能保持仰卧位睡，故考虑镜片偏位可能是以下原因：

1. 患儿年龄小，初期配戴，不能很好掌握戴镜技巧，戴镜、摘镜时间久，造成角结膜激惹不适、眼睑痉挛睑压增加而造成镜片偏位。

2. 初戴时有些不适异物感，眼睑紧张。

3. 患儿有不自觉用力挤眼、揉眼动作导致镜片偏位。

4. 角膜塑形时间还短，还没完全稳定。

我们期望通过日间戴镜的方法，避免夜戴时闭眼状态的眼睑影响。日戴镜片定位居中，待获得良好的塑形压痕后，再改夜戴。嘱其每日日间戴镜4小时，不夜戴，持续一周后再改过夜戴镜。

1个月后复查，裸眼视力均1.0⁺，角膜透明，上皮完整，镜片配适评估满意，地形图如下（右眼图5-18-5，左眼图5-18-6）：

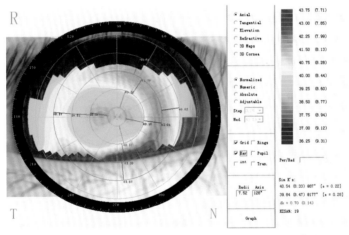

图5-18-5　日戴角膜塑形镜1周后改夜戴3周后右眼角膜地形图

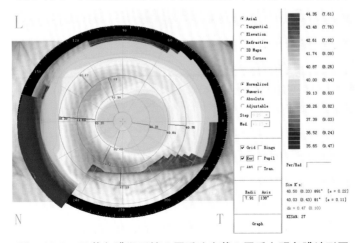

图5-18-6　日戴角膜塑形镜1周后改夜戴3周后左眼角膜地形图

三、案例小结

1. 角膜塑形需要一个过程来稳定塑形的效果。在初戴镜片的头 1 个月内，塑形效果不完全，镜片定位不稳定和裸眼视力波动属正常。尤其年龄小的儿童，自主操作塑形镜片的摘戴也需要一个学习的过程。如果发现有镜片偏位的情况，可以尝试短期采用日间戴镜或日夜交替戴镜的方式处理。

2. 日间戴镜先获得一个初始的正位的塑形压痕，待此压痕稳定后，再继续夜戴顺着正位的压痕继续塑形，也是解决镜片偏位问题的方法之一。

3. 注意本案例角膜塑形镜配适评估合适，如果是偏松配适，则日间戴塑形镜塑形效果很差甚至无效果。实际工作中可先短期试日戴观察后再行处理。

第十九节 使用偏紧配适试戴片处理塑形偏位案例

一、临床案例

女，12 岁，来我们视光中心验配角膜塑形镜。

检查结果如下：

常规散瞳检影后复光：

OD：−5.75DS—1.0

OS：−2.50DS−0.50DC×180—1.0

左眼验配过程顺利，无特殊；

右眼角膜曲率：43.00/7.85@180　43.375/7.81@90

原始角膜地形图见图 5-19-1：

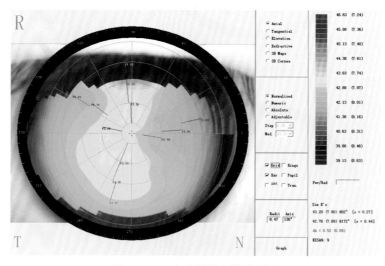

图 5-19-1 右眼原始角膜地形图

考虑到右眼近视度数高，为避免后期塑形配适变紧，验光师给予 AC 相对偏松的试戴镜（4250/300/10.6）过夜试戴，次日晨复诊，角膜地形图见图 5-19-2，验光师认为评估和试戴后地形图均满意,右眼定片 4250/−5.25/10.6。

定片到货后,戴镜评估配适满意。但戴镜两周后复诊,诉右眼日间视力差,视物重影。检查:视力右 0.6;角膜地形图偏位,如图 5-19-3,角膜上皮完好。

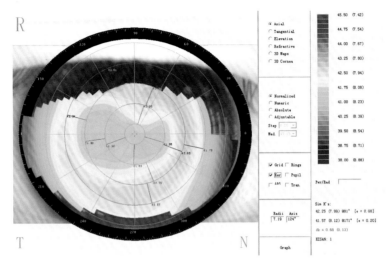

图 5-19-2　右眼过夜试戴 4250/300/10.6 后角膜地形图

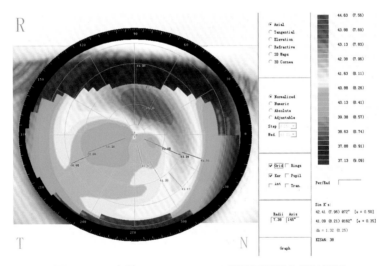

图 5-19-3　右眼 4250/−5.25/10.6 戴镜两周后角膜地形图

二、案例分析

本案近视光度高,验光师选取相对偏松的配适状态,给高度数的塑形留下一些空间。但偏松的配适状态也造成了塑形初期镜片偏位,造成视觉质量不佳的情况。

如果先选取 AC 略收紧的试戴片塑形,形成一个初步的正位的压痕,避免偏位,待试戴片形成越戴越紧的配适状态时,再换回偏松配适镜片,是否可以避免后期为放松 AC 而进行镜片打磨?

于是,我们尝试给予右眼 AC 收紧 0.5D 的试戴片:4300/−3.00/10.6,嘱戴镜 3 天、7 天、

10天复诊。每次复诊右眼角膜完好，镜片配适略偏紧，地形图偏位改善如图5-19-4所示：

10天后右眼戴回原镜片：4250/−5.25/10.6，连续再戴镜10天后复诊。右眼视力1.0⁺，角膜完好，角膜地形图见图5-19-5：

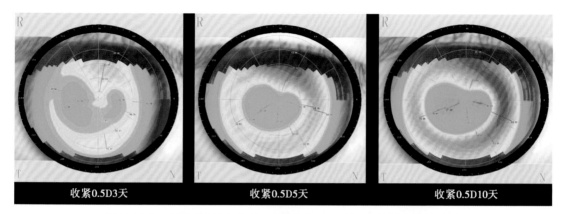

图5-19-4　右眼4300/−3.00/10.6戴镜3天、5天、10天后角膜地形图

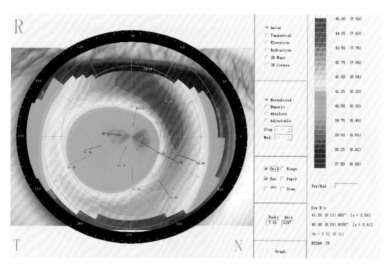

图5-19-5　右眼戴回原镜片10天后角膜地形图

三、案例小结

1. 高屈光度近视做角膜塑形时，角膜上皮重塑量大，要求更多的上皮细胞向反转弧区移形重分布。随着塑形的进行，角膜上皮细胞逐渐填充塑形镜片和角膜间的间隙，后期容易出现镜片配适变紧的情况，常常需要打磨镜片配适弧区放松，如图5-19-6和图5-19-7所示：

2. 本案利用AC偏紧的试戴片在塑形初期获得良好的定位后，再换回原来AC偏松的镜片，获得了满意的塑形效果。在实践中，我们可以根据评估情况给予AC收紧0.25～0.5D试戴片初期使用。试戴片的具体使用时长，需要根据观察镜片配适评估和塑形后角膜地形图的表现决定。因此，塑形初期使用偏紧试戴片，再使用偏松的正式定片是一种可以尝试的改善定位的方法。同时，由于采用了AC偏紧的试戴片，塑形期间必须密切观察角膜情况。

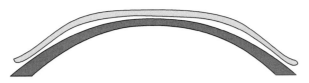

图 5-19-6 塑形初期镜片与角膜间有间隙

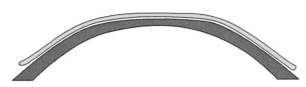

图 5-19-7 塑形后期镜片与角膜间间隙被移行细胞填充,泪液交换变少、镜片活动差,配适变紧

3. 本案中,试戴一夜时地形图位置正,但定片后仍然出现了偏位,可见仅依据一次过夜试戴的正位结果,不一定能确认后期塑形也能维持正位。眼睑紧、睑压大、睑压不平衡等情况,对塑形定位的影响会慢慢表现出来。

4. 高度数的角膜塑形,风险较大,后期角膜并发症多,需要密切观察,一般不建议贸然做降幅超过 −5.00D 的塑形。

第二十节　塑形初期的中央岛案例

一、临床案例

女,13 岁,来我们视光中心验配角膜塑形镜。检查结果见表 5-20-1 和表 5-20-2:

表 5-20-1　基础视光检查资料 1

眼别	电脑验光结果	全矫验光和矫正视力	眼压	眼轴
OD	−2.50DS−1.12DC×156	−2.50DS−0.50DC×155—1.0	15mmHg	23.9mm
OS	−1.62DS−1.12DC×158	−1.50DS−0.50DC×160—1.0	11mmHg	23.7mm

表 5-20-2　基础视光检查资料 2

眼别	角膜曲率	角膜地形图	E 值	角膜直径 mm
OD	43.875/46.125@180 46.125/7.32@90	43.69/7.72@174 45.85/7.36@84	0.66	11.5
OS	43.625/45.50@180 45.50/7.41@90	43.93/7.68@177 45.73/7.38@87	0.64	11.4

角膜地形图如下(图 5-20-1 和图 5-20-2):

验光师按选片原则和荧光评估结果,选择了双眼 AC 42.75D 的试戴片做试戴,试戴一夜后地形图如下(眼图 5-20-3 和图 5-20-4):

双眼中央有"中央岛"出现,疑似"过紧"表现,验光师重新做了双眼 AC 42.50D 的过夜试戴,试戴一夜后地形图如下(图 5-20-5 和图 5-20-6):

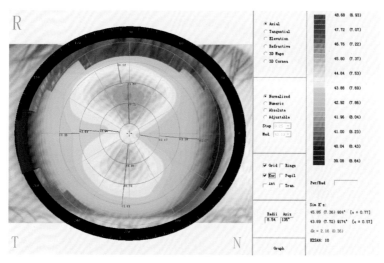

图 5-20-1　右眼角膜地形图

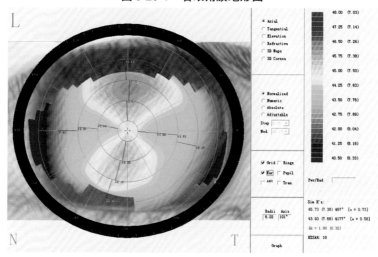

图 5-20-2　左眼角膜地形图

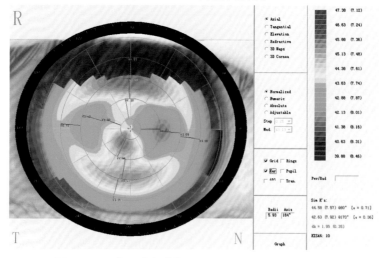

图 5-20-3　右眼过夜试戴 4275/−3.00/10.6 角膜地形图

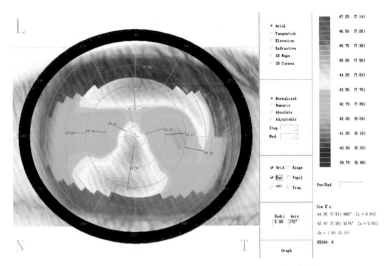

图 5-20-4　左眼过夜试戴 4275/−3.00/10.6 角膜地形图

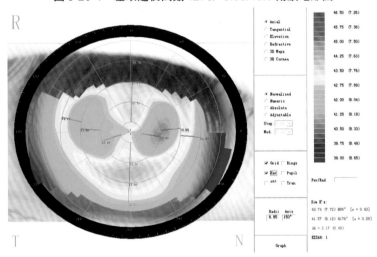

图 5-20-5　右眼过夜试戴 4250/−3.00/10.6 角膜地形图

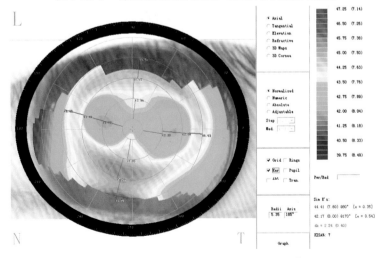

图 5-20-6　左眼过夜试戴 4250/−3.00/10.6 角膜地形图

角膜地形图表现好于42.75D试戴效果。

验光师询问：是否采用42.50D的AC更好？

二、案例分析

1．角膜散光分析　按角膜曲率测量值计算角膜散光：

OD：46.125－43.875＝2.25D

OS：45.5－43.625＝1.875D

2．角膜地形图DK值

OD：2.16D

OS：1.80D

3．双眼散光都高，右眼更高。从检查数据看，理论上选片是要略收紧的，但E偏高一些，所以选片应该以平K为主。角膜曲率测量值和地形图中双眼的平K都在43.5以上。

4．虽然从试戴结果看，42.50D的塑形效果更好些，但42.50D比平K值43.5D平坦太多，这种情况，给42.50D的AC也许会出现后期镜片偏位。

5．总体来看，42.75的AC是可以，但试戴时间不够，出现的"中央岛"之后会随时间推移而消失。

验光师采纳了我的建议：42.75的试戴片继续试戴了3天，观察双眼角膜上皮完好，"中央岛"略减少。最后按双眼42.75的AC定片，片到评估满意，戴镜1周，双眼视力1.0，角膜透明，上皮完好，地形图如下（图5-20-7和图5-20-8）：

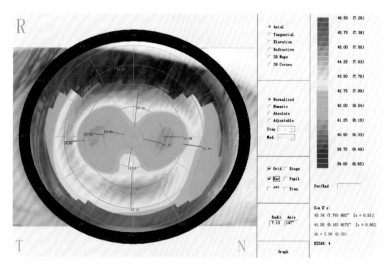

图5-20-7　右眼按AC 42.75定片连续过夜戴镜一周后角膜地形图

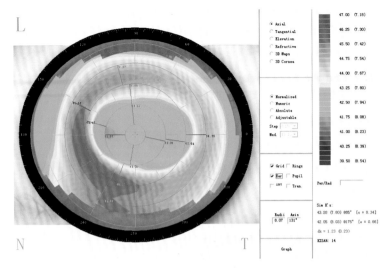

图 5-20-8　左眼按 AC 42.75 定片连续过夜戴镜一周后角膜地形图

三、案例小结

1. 对于角膜散光大的塑形案例，选择 AC 时我们常常会采用比平 K 略紧一点的试戴片，短期试戴时，容易出现类似"中央岛"的地形图表现。

2. 由于角膜散光大，镜片上下方实际上是有一些空隙作为泪液交换的空间，因此能保证一定的镜片活动度，实际上是不容易出现过紧情况的。

3. 如果短期试戴看到"中央岛"，可不必急于换片调整，从角膜地形图看，如果中央岛的曲率比该位置塑形前的角膜曲率接近或平坦时，则可能是角膜塑形中的过程表现；而如果中央岛的曲率比该位置塑形前的角膜曲率陡峭时，则可能是配适过紧，需要调整。当不好判断时，在确认角膜完好的情况下，也可以先观察一段时间看继续塑形的效果；如果后期中央岛减少或消失，说明中央岛只是塑形的过程表现。

4. 如果"中央岛"伴随角膜上皮水肿或者上皮大量点染，说明是配适过紧，需要及时调整。

第二十一节　使用常规塑形镜验配高角膜散光案例

一、临床案例

女，12 岁，在我们视光中心做角膜塑形，初步检查资料见表 5-21-1 和表 5-21-2：

表 5-21-1　基础视光检查资料 1

眼别	电脑验光单结果	全矫验光和矫正视力	眼压	眼轴
OD	−4.25DS−2.25DC×175	−4.00DS−2.00DC×175—0.8	15mmHg	24.31mm
OS	−3.50DS−2.50DC×180	−3.25DS−2.25DC×180—0.8	16mmHg	24.16mm

表 5-21-2　基础视光检查资料 2

眼别	角膜曲率	角膜地形图	E 值	角膜直径
OD	43.00/7.82@180 46.00/7.30@90	42.71/7.90@179 45.01/7.65@9	0.59	11.3mm
OS	43.25/7.8@180 46.00/7.3@90	42.22/7.99@1 44.65/7.56@91	0.73	11.3mm

角膜地形图如下（图 5-21-1 图 5-21-2）：

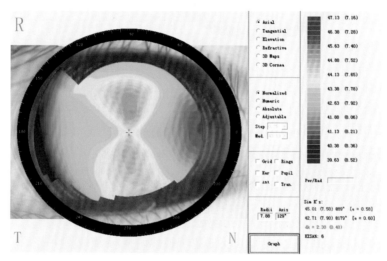

图 5-21-1　右眼角膜地形图

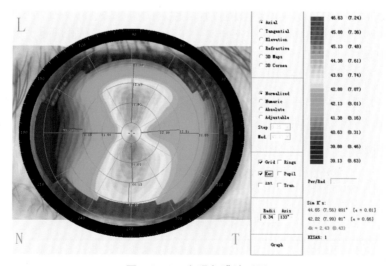

图 5-21-2　左眼角膜地形图

从上述检查结果可见，患者双眼角膜顺规散光较大，超过了常规角膜塑形适应证指征，原则上应首选周边环曲面设计（toric）的角膜塑形镜做验配。但由于价格问题，患者家属要求采用相对便宜的常规角膜塑形镜片。

二、案例分析

1. 双眼角膜散光比较大，按角膜曲率测量计算，角膜散光分别是：右眼 46.00－43.00＝3.00D、左眼 46.00－43.25＝2.75D；按角膜地形图 SIMK 计算，双眼角膜散光分别是右眼 2.23D，左眼 2.49D，超出了常规角膜塑形的适应证指征。

2. 角膜曲率测量值和地形图 SIMK 差异大，考虑是 E 值高的原因。

3. 双眼角膜散光"蝴蝶"范围不大，从地形图标尺看在 7mm 以内。我们使用 BC 直径 6.2mm，RC 宽度 0.5mm 的塑形镜（即 BC＋RC 直径 6.2＋0.5＋0.5＝7.2mm）能覆盖中央的散光"蝴蝶"。

虽然双眼角膜散光大，但地形图"蝴蝶"小，塑形镜片 BC 区能覆盖角膜散光。与患者家属说明情况并获得理解后，我们计划先尝试使用普通角膜塑形设计来做验配，如果试戴后出现镜片偏位再考虑周边环曲面设计（toric）的塑形镜。

给予试戴：右眼 42.50/300/10.6、左眼 42.50/300/10.6。试戴一夜后，第二天戴镜复查，双眼镜片移动度 1.0～1.5mm，角膜完好，上下方定位弧与反转弧分界欠清，角膜地形图塑形位置正位，但有中央岛表现。

角膜地形图如下（图 5-21-3 和图 5-21-4）：

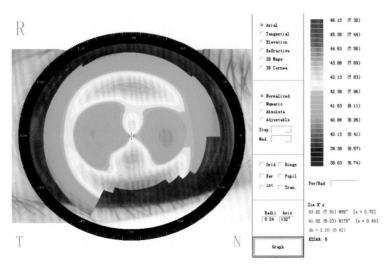

图 5-21-3　右眼试戴 42.50/300/10.6 一夜后角膜地形图

为了进一步确认试戴效果，继续过夜试戴三晚后复查。裸眼视力右 0.6、左 0.6，镜片活动度 1.0mm，角膜完好。角膜地形图如下（图 5-21-5 和图 5-21-6）：

虽然角膜散光大，试戴后的角膜地形图结果也不太满意，且仍有"中央岛"表现，但裂隙灯检查角膜完好，镜片活动佳，配适理想。考虑双眼角膜散光高，随塑形过程"中央岛"会逐渐消失。

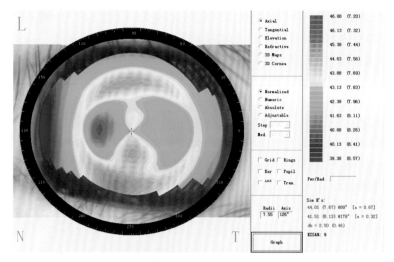

图 5-21-4 左眼试戴 42.50/300/10.6 一夜后角膜地形图

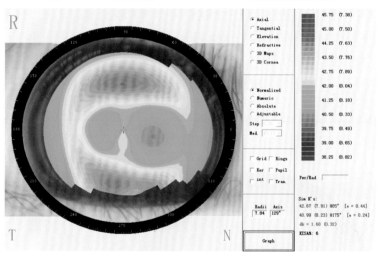

图 5-21-5 右眼试戴 42.50/300/10.6 3 夜后角膜地形图

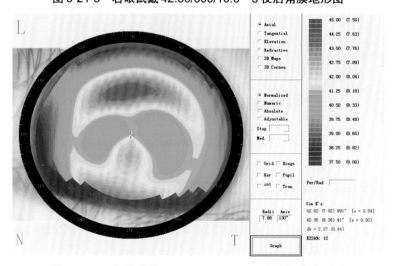

图 5-21-6 左眼试戴 42.50/300/10.6 3 夜后角膜地形图

我们按片上验光结果修改后定片,片到后连续过夜戴镜10天复查,双眼视力1.0⁻,角膜完好。角膜地形图如下(图5-21-7和图5-21-8):

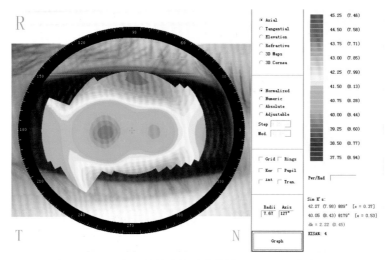

图5-21-7　右眼定片连续过夜戴镜10天后角膜地形图

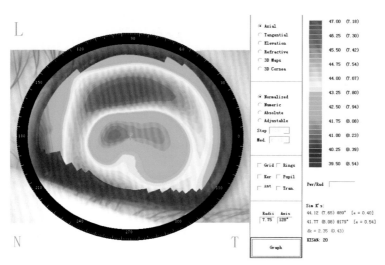

图5-21-8　左眼定片连续过夜戴镜10天后角膜地形图

连续过夜戴镜3个月后复诊。双眼裸眼视力1.0。双眼镜片定位略偏颞下方,上下方定位弧与反转弧分界欠清,镜片活动度1.5mm,角膜完好。

双眼角膜地形图如下(图5-21-9和图5-21-10):

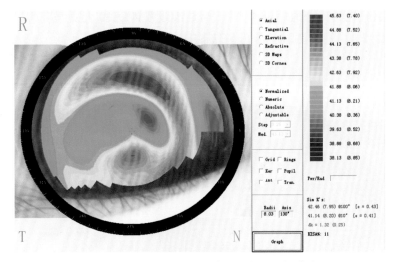

图 5-21-9 右眼定片连续过夜戴镜 3 个月后角膜地形图

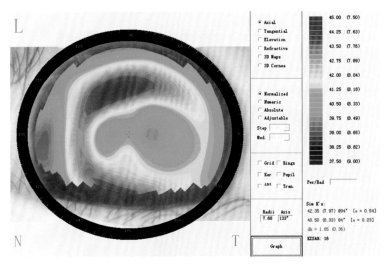

图 5-21-10 左眼定片连续过夜戴镜 3 个月后角膜地形图

三、案例小结

1. 角膜塑形的理想验配适应证是顺规角膜散光在 1.5D 以内，本案例角膜散光均在 2.50D 以上，但我们使用常规的角膜塑形设计获得了成功。这是由于角膜散光"蝴蝶"范围小，才具有使用常规塑形设计做尝试的可能。

2. 如果角膜散光"蝴蝶"范围过大（如角膜缘到角膜缘的角膜散光），进入到塑形镜 AC 的范围内，则容易出现 AC 与角膜配适不良，会导致常规塑形镜片偏位、造成塑形效果差，需要做周边复曲面的角膜塑形设计（toric 设计）。

3. 试戴前，需要详细了解所使用塑形镜片的参数设计、各弧区的直径宽度、在角膜地形图标尺上估计戴镜后各个弧区在角膜上的位置。

4．角膜散光大时，在陡峭的子午线上镜片与角膜间隙增大，AC区无法形成"密闭"效果，因为"漏水"而塑形的负压吸引作用减弱，导致塑形速度相对变慢，同时也容易出现塑形初期"中央岛"表现。

5．当试戴后角膜地形图出现"中央岛"表现时，可密切跟踪角膜情况。如果角膜完好，提示中央岛可能是塑形过程表现，会随着塑形持续而逐渐消退；如果角膜水肿或上皮点染，则提示配适过紧，需要调整镜片。

6．本案例中，虽然采用常规的角膜塑形镜片达到了可接受的塑形效果，但由于高度角膜散光的存在，镜片定位相对差，容易在垂直方向上偏位，塑形后的角膜地形图也不是很理想。要获得更好的塑形效果，还是要采用周边环曲面设计（toric设计）的角膜塑形镜做验配。

第二十二节　AC加宽处理塑形偏位案例

一、临床案例

男，11岁，右眼正视，左眼近视，来我们视光中心验配角膜塑形镜。检查结果如下：

电脑验光：OS：−3.75DS−0.50DC×170

全矫验光：OS：−4.00DS—1.0

左眼角膜曲率：40.50/8.3@180　41.00/8.24@90

左眼角膜直径：12.2mm

左眼角膜地形图见图5-22-1：

Simk：41.03/8.23×174　41.74/8.09×84

E值：0.4

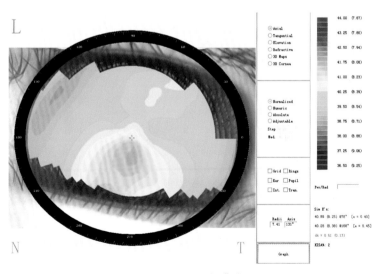

图5-22-1　左眼角膜地形图

验光师给予试戴4050/300/10.6，配适满意，过夜试戴地形图，偏位明显（图5-22-2）。停戴1天后，重新给试戴，荧光染色评估确认试戴片配适良好。

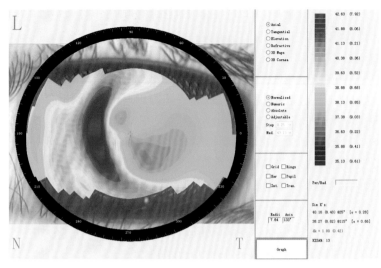

图 5-22-2　左眼过夜试戴 4050/300/10.6 后角膜地形图

二、案例分析

我们考虑偏位是由于角膜直径过大,镜片直径相对小造成,给订 AC 加宽 0.2mm,BC 直径增加 0.2mm,总直径 11.2mm 的塑形镜片 4050/400/11.2。

镜片到货,过夜戴镜一周复诊,配适满意,镜片活动度 1.3mm,角膜完好,日间视力 1.0,角膜地形图见图 5-22-3:

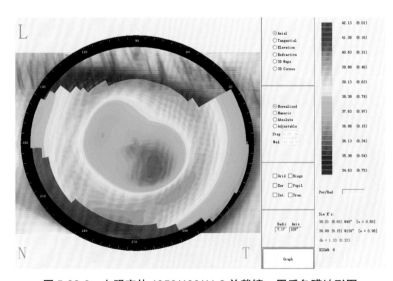

图 5-22-3　左眼定片 4050/400/11.2 并戴镜一周后角膜地形图

三、案例小结

1. 角膜塑形镜试戴片多数都是直径 10.6mm 的,遇到大直径角膜(本案中角膜直径 12.2mm)时,10.6mm 的直径相对小,容易造成镜片定位差。

2. 在确认配适的情况下，按角膜直径要比镜片直径大 1.0～1.5mm 合适的原则，可以增加 AC 宽度来提高镜片定位，避免偏位。

第二十三节　超小直径角膜的塑形案例

一、临床案例

女，12 岁，屈光参差，右眼验配角膜塑形镜。检查结果如下：

电脑验光：OD：-2.25DS-0.25DC×63

全矫验光：OD：-2.25DS—1.0

角膜曲率：OD：45.75/7.38×180　46.5/7.28×90

角膜地形图：simk：45.18/7.47×8　45.88/7.6×98　E 值：0.4（图 5-23-1）

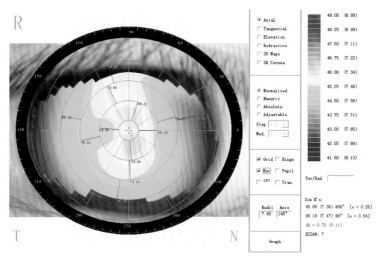

图 5-23-1　右眼角膜地形图

验光师给予试戴 45.00/300/10.6 参数试戴片，荧光染色评估见图 5-23-2。直径 10.6mm 试戴片，评估见镜片边缘超过角膜缘，染色不容易进入镜片下，镜片活动度约 0.3mm。

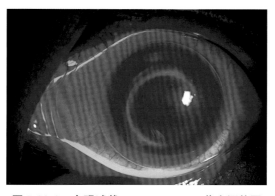

图 5-23-2　右眼试戴 45.00/300/10.6 荧光评估图

　　试戴 20 分钟后，镜片偏上方固着于角膜，镜片下荧光染色仍未非常明显，泪液交换很差，摘镜困难（图 5-23-3）。

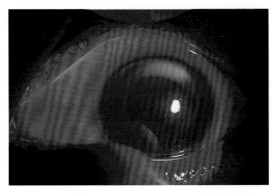

图 5-23-3　右眼试戴 45.00/300/10.6　20 分钟后荧光评估图

二、案例分析

　　本案例特点：角膜直径非常小（10.6mm）；角膜散光集中在中央，E 值高。使用常规的 10.6mm 试戴片时，镜片覆盖到角膜缘，造成泪液交换困难，如继续试戴，必然造成角膜损伤，所以需要采用小直径试戴片试戴。

　　接下来，验光师给予试戴 45.00/300/10.2 的小直径试戴片，评估见图 5-23-4：

　　评估图像理想，镜片活动度 1.5mm，但下方仍有少部分镜片边缘覆盖了角膜缘。

　　试戴 45.00/300/10.2 片上验光：＋1.00DS—1.0

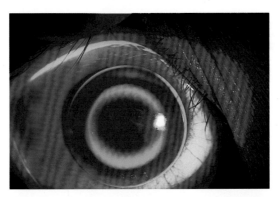

图 5-23-4　右眼试戴 45.00/300/10.2 荧光评估图

　　过夜试戴后，第二天复诊，镜片仍固着不动，可手推活动。荧光染色评估理想，角膜上皮完好。角膜地形图见图 5-23-5，中央岛表现明显。

　　考虑 10.2mm 直径的镜片相对 10.6mm 的角膜仍然偏大，导致泪眼交换差造成"假紧"。订片再缩小直径到 9.8mm 或可解决。

　　由于缩小直径后，矢高也同时变小，所以我们在给 9.8 直径同时，收紧 AC 0.25D 以保持与标准直径试戴片等同的矢高。结合片上验光结果，给订片 45.25/200/9.8，片到后过夜戴镜，第二天复诊配适理想，镜片活动度 1.5mm。评估见图 5-23-6：

　　角膜地形图见图 5-23-7：

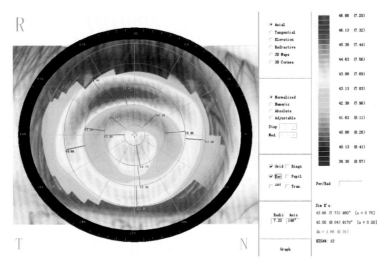

图 5-23-5　右眼过夜试戴 45.00/300/10.2 角膜地形图

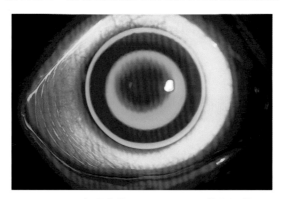

图 5-23-6　右眼定片 45.25/200/9.8 荧光评估图

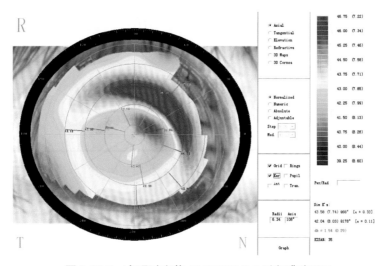

图 5-23-7　右眼过夜戴 45.25/200/9.8 后角膜地形图

戴片一周复查,过夜戴镜次日晨起检查,镜片活动,角膜完好、上皮无着色,裸眼视力 1.0,评估见图 5-23-8:

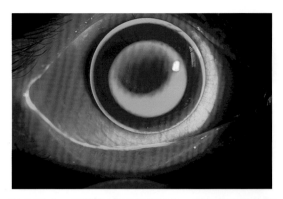

图 5-23-8　右眼戴 45.25/200/9.8 一周后荧光评估图

角膜地形图见图 5-23-9：

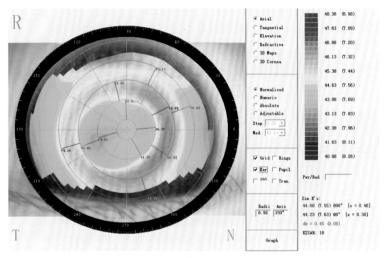

图 5-23-9　右眼戴 45.25/200/9.8 一周后角膜地形图

戴片 3 个月复查，镜片活动，角膜完好、上皮无着色，裸眼视力 1.0，角膜地形图见图 5-23-10：

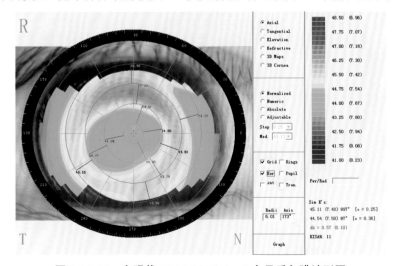

图 5-23-10　右眼戴 45.25/200/9.8　3 个月后角膜地形图

三、案例小结

1. 用常规直径角膜塑形镜片给小角膜直径患者配戴容易"假紧"。角膜直径小的患者其实并不少见，小角膜并不是做角膜塑形的良好适应证，所以这类患者对于验光师来说是个"挑战"。小角膜造成镜片相对大，镜片边缘"覆盖"到平坦很多的角巩缘处，镜片边缘与角巩缘紧紧接触，甚至覆盖到结膜，不但容易引起眼表激惹，更造成泪液交换差，过夜戴镜很容易造成角膜水肿、地形图中央岛等"假紧"表现。本案例中，我们在常规 10.6 直径片试戴中就发现了角膜小的问题，及时做出判断，不再给予更长时间的试戴或过夜试戴以避免角膜损伤。

2. 由于缩小直径后，矢高也同时变小，可以适量收紧 AC 0.25D 以保持以试戴时等同的矢高。

3. 一般要求角膜直径要大于镜片直径 1.0～1.5mm，按这个原则，可以根据患者的角膜直径确定镜片直径。目前多数品牌的塑形镜提供 9.8～11.6mm 直径镜片。

第二十四节　RC 放松调整塑形案例

一、临床案例

女，14 岁，1 个月前于外地验配了角膜塑形镜，一直配戴至今，自述日间裸眼视力不好，时有双眼红痛情况出现，遂来就诊。检查结果如下：

裸眼视力：OU：0.2，球结膜轻充血，角膜中央上皮点状脱落着色。观察患者摘镜戴镜操作均规范，镜片无划痕或破损。

角膜地形图如下（图 5-24-1 和图 5-24-2）：

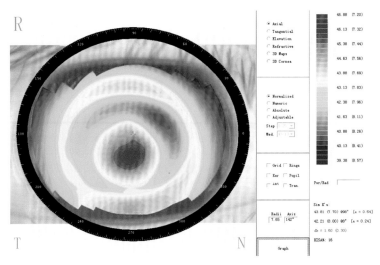

图 5-24-1　右眼塑形后角膜地形图

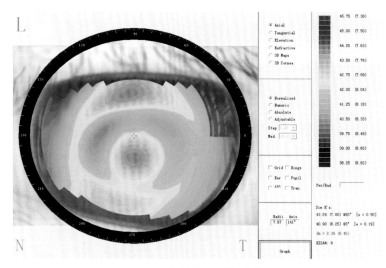

图 5-24-2　左眼塑形后角膜地形图

从角膜地形图看，双眼均表现典型的"中央岛"，是造成日间视力差、视觉质量差和角膜激惹的原因。这常常是由于镜片配适偏紧，或矢深过高造成。由于患者已配戴 1 个月，可排除某些初期戴镜产生的短期中央岛情况。

追问原处方为：右眼：42.50/−3.75/10.6　　左眼：42.50/−3.00/10.6

嘱患者完全停戴该角膜塑形镜片 50 天后，复查地形图恢复如下（图 5-24-3 和图 5-24-4）：

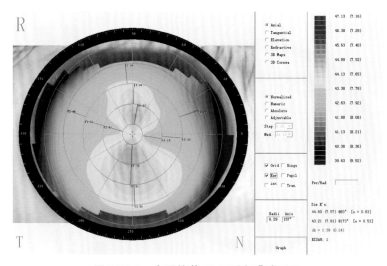

图 5-24-3　右眼停戴 50 天后角膜地形图

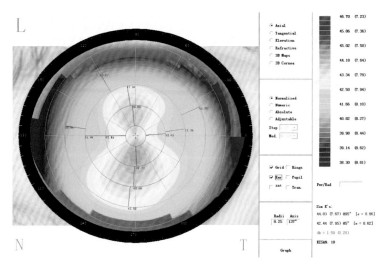

图 5-24-4　左眼停戴 50 天后角膜地形图

验配相关检查见表 5-24-1 和表 5-24-2：

表 5-24-1　基础视光检查资料 1

眼别	电脑验光单结果	全矫验光和矫正视力	眼压	眼轴
OD	−3.87DS−1.25DC×173	−4.00DS−1.00DC×175—1.0	17mmHg	24.01mm
OS	−3.00SDS−1.25DC×176	−3.00DS−0.75DC×175—1.0	17mmHg	24.02mm

表 5-24-2　基础视光检查资料 2

眼别	角膜曲率	角膜地形图	E 值	角膜直径
OD	43.00/7.86@180 44.25/7.64@90	43.21/7.81@173 44/7.57@83	0.63	11.8mm
OS	42.875/7.87@180 44.375/7.61@90	42.44/7.95@5 44.03/7.67@95	0.73	11.8mm

二、案例分析

从上述检查结果看，双眼原始角膜地形图 E 值偏高，尤其左眼 E 值更高，按高 E 值的验配选片原则应该是给予 AC 比角膜曲率平 K 值更平坦的试戴片。所以双眼给予试戴 42.50/10.6/−3.00。然而原片的 AC 正好是 42.50D，而且降幅与其验光结果接近，所以我们用原片试戴评估。配适荧光染色评估图如下（图 5-24-5 和图 5-24-6）：

双眼配适均可接受，但地形图表现中央岛，考虑是 RC 过陡峭、镜片矢深过高造成。右眼 RC 区有少量气泡，也提示 RC 过陡，所以右眼的中央岛更加明显。

最终，我们给予右眼 RC 放松 1.00D，AC 放松 0.10D；左眼 RC 放松 1.00D，定片。

镜片到货后，戴镜 2 周复查，患者眼红痛症状消失，日间裸视双眼 1.0，角膜地形如下（图 5-24-7 和图 5-24-8）：

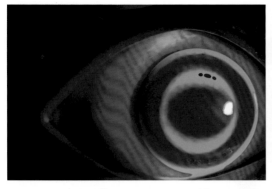 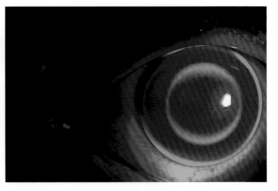

图 5-24-5　右眼戴 42.50/-3.00/10.6 荧光评估图　　图 5-24-6　左眼戴 42.50/-3.75/10.6 荧光评估图

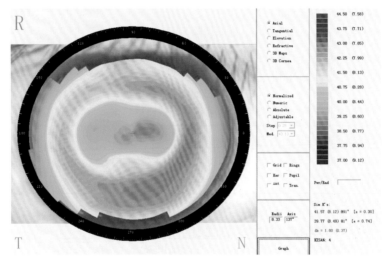

图 5-24-7　右眼 RC 放松处理后戴镜 2 周角膜地形图

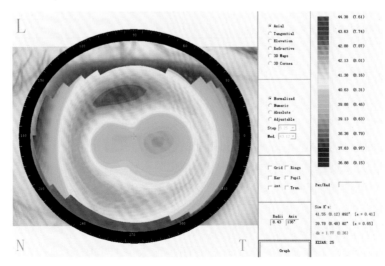

图 5-24-8　左眼 RC 放松处理后戴镜 2 周角膜地形图

三、案例小结

1. 如果中央岛只是出现在塑形早期，而且配适评估可接受，则可以继续观察。本案例中，患者已经连续戴镜 1 个月余，而且有眼红痛症状出现，这种情况需要处理，并重新调整镜片参数。

2. 原镜片配适图中右眼反转弧区有气泡，提示考虑反转弧过陡。

3. 看原镜片配适图基本可以接受，但地形图反映的塑形效果则不满意，说明初期验配时可能对染色评估拍照的时机未掌握好，估计染色后一段时间才拍照，荧光素已经流失导致配适图"可以接受"的假象。

4. 同时也说明，评估时荧光染色的量、评估判断的时机、钴蓝光亮度等多种因素会影响验光师的判断，而塑形后的角膜地形图是对塑形配戴效果的更客观、更可靠的依据。

5. 放松反转弧，可以减少矢深，使 BC 区镜片与角膜接触面扩大，避免中央岛，如图 5-24-9 所示。所以，遇到类似的单纯中央岛的情况，在确认 AC 配适合适的情况下，可以尝试采取放松反转弧的方法。

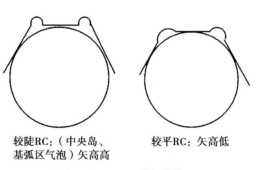

較陡RC:（中央岛、　　　　較平RC:矢高低
基弧区气泡）矢高高

图 5-24-9　RC 放松的效果

6. 很多验光师觉得教科书上标准的"牛眼"样的塑形效果总是可望而不可及，这是由于每个个体的塑形条件不同，塑形过程更是千变万化，非常细微的参数调整都能带来不同的塑形效果。这也是初学者感到困难和疑惑的地方。本案例中，我们的最终定片和原片相比，仅仅是放松了 1.0D 反转弧，就解决了中央岛的问题。角膜塑形，需要验配者不断地努力探索和积累经验，才能达到最佳的效果。

第二十五节　直径过大造成角膜塑形过紧配适案例

一、临床案例

男，15 岁，自述右眼 −5.00D 近视，在外地验配角膜塑形镜 2 个月，到我们视光中心复查，自诉时有右眼红痛现象。

检查结果如下：

右眼裸眼视力 1.0，角膜上皮少量点状脱落。地形图显示塑形效果基本满意，见图 5-25-1：

荧光染色评估，发现镜片黏附，荧光不容易进入镜片下。镜片活动度少，总体偏紧配适。

荧光评估见图 5-25-2，RC 区无荧光，我们看到的荧光素在镜片表面。同时我们也注意到，镜片定位正，但镜片边缘基本和角膜缘重叠了。

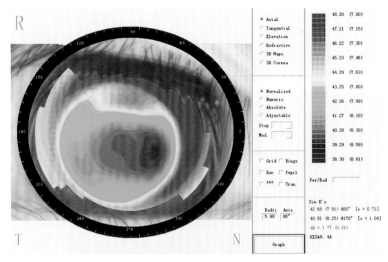

图 5-25-1　右眼塑形后角膜地形图

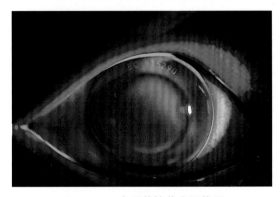

图 5-25-2　右眼戴镜荧光评估图

二、案例分析

从上述检查可以得出镜片直径过大，造成"假紧"的结论。

处理：我们把 10.6 的镜片直径缩小到 10.2，其余参数不变，重新定片。镜片到货后戴镜荧光染色评估见图 5-25-3：荧光容易进入镜片下，镜片定位良好，活动度 1.0mm，配适四段弧满意。

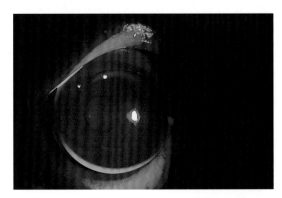

图 5-25-3　缩小直径为 10.2mm 的荧光评估图

戴镜一周后复查裸眼视力 1.0⁺，患者不适主诉消失，角膜地形图满意（图 5-25-4）。

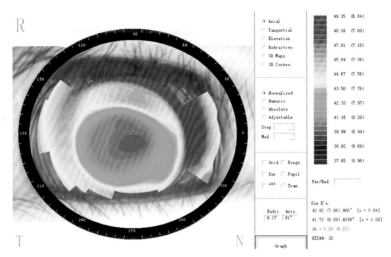

图 5-25-4　缩小直径为 10.2mm 戴镜一周后角膜地形图

三、案例小结

1. 角膜塑形镜片一般要比角膜直径小 1.0～1.5mm。如果镜片和角膜等大，甚至大于角膜，会造成泪液交换不良，配适"假紧"状态，从而导致一系列症状和并发症（请参考前几节小角膜案例的分析）。

2. 验配时，准确测量角膜直径非常重要，可以在角膜地形图上测量，精度高。手测、目测角膜直径的方法误差比较大，不推荐。本案例中，初次验配未做角膜直径测量，才出现了"假紧"的配适情况和配戴不适。

3. 我们也可以在试戴时观察角膜和镜片直径的关系。本案例中，试戴评估时，可以观察到镜片边缘和角膜缘重叠，就可依此推断顾客角膜直径小。

4. 多数角膜塑形镜试戴片直径是 10.6mm，如果遇到过大或过小的角膜，定片时要注意调整。

第二十六节　加大直径处理角膜塑形后眩光案例

一、临床案例

男，16 岁，屈光参差，右眼近视，来我们视光中心做角膜塑形镜验配。检查结果如下：

电脑验光：OD：－2.0DS－0.25DC×180　　OS：－0.25DS×180

主觉验光：OD：－1.75DS—1.0　　OS：PL—1.2

角膜曲率：44@180　45@90

角膜直径：双眼均 12mm

右眼角膜地形图（图 5-26-1）：Simk 45.31@96，44.28@6；E 值 0.52。

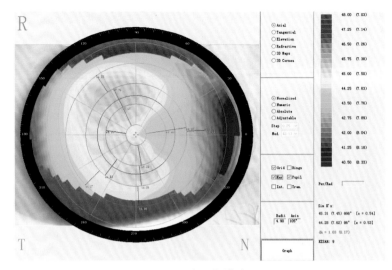

图 5-26-1　右眼角膜地形图

经试戴评估后验光师给定片：44.00/−2.00/10.6。

镜片到货后，戴镜一周，患者诉日间视力不佳，夜间眩光严重。

检查：右眼日间裸视 0.5，角膜完好，地形图见图 5-26-2：

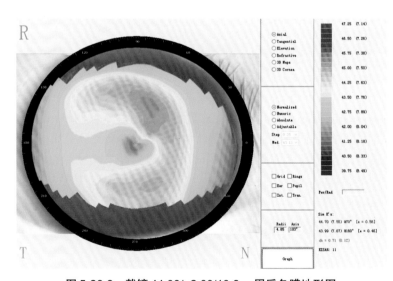

图 5-26-2　戴镜 44.00/−2.00/10.6 一周后角膜地形图

验光师考虑塑形时间不够，嘱继续戴镜 20 天复查，但患者症状未改善。角膜地形图见图 5-26-3：

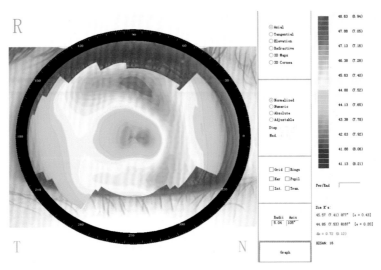

图 5-26-3　戴镜 44.00/−2.00/10.6　20 天后角膜地形图

二、案例分析

从检查结果看,本案度数不高,E 值 0.52,AC 与平 K 一致,地形图塑形位置正,但基弧区塑形面积太小,连续戴镜 20 天都无进一步塑形效果。

考虑角膜直径 12mm,较大,可以尝试增加基弧区直径来改善。

我们将基弧区直径做宽 0.4mm,给重新定片:44.00/−2.00/11.00。

镜片到货后戴镜一周,患者诉视力提高,症状消除,复查角膜健康,地形图见图 5-26-4:

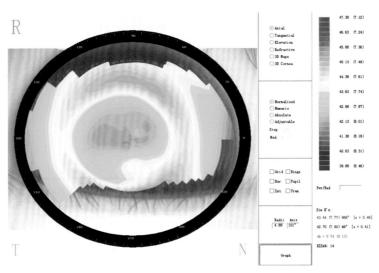

图 5-26-4　戴镜 44.00/−2.00/11.00　一周后角膜地形图

三、案例小结

1.瞳孔大,而塑形面积小时,导致眩光问题。

2．塑形前进行暗环境下瞳孔直径测量，可以预判塑形后是否会出现夜间眩光的问题，和顾客提前做好沟通。

3．近视光度不高，塑形面积小时，可以通过尝试增加基弧区直径来改善。

4．如果对高度近视塑形遇到这类情况，要先用试戴片尝试。因为对高度数塑形时，增加基弧区直径，意味着塑形区面积增加，对角膜上皮细胞移形量增加，而容易导致配适过紧，角膜并发症发生的可能性增加，临床可通过试戴确认。

5．注意测量角膜直径，评估是否有增加直径的空间。一般原则，角膜直径要大于镜片直径 1.0～1.5mm，所以如果角膜直径过小，此加大直径的方法就不可行。

第二十七节　使用散光塑形设计处理不对称角膜案例

一、临床案例

女，13岁，双眼近视来我们视光中心验配角膜塑形镜。检查结果见表 5-27-1 和表 5-27-2：

表 5-27-1　基础视光检查资料 1

眼别	电脑验光	角膜曲率计	角膜地形图 SIMK
OD	−5.25DS−0.25DC×180	43.00/7.88@180 44.00/7.70@90	8.28（40.76）@1 8.12（41.57）@91
OS	−5.50DS−0.25DC×180	43.00/7.88@180 44.50/7.60@90	7.97（42.33）@0 7.84（43.05）@90

表 5-27-2　基础视光检查资料 2

眼别	E值	散瞳后复光全矫验光	眼压	角膜直径
OD	0.45	−5.25DS—1.0	14mmHg	11.1mm
OS	0.37	−5.50DS—1.0	16mmHg	11.1mm

角膜地形图如下（图 5-27-1 和图 5-27-2）：

本案双眼角膜地形图不对称，双眼都表现为蝴蝶在角膜上方。所以我们多次测量角膜曲率和角膜地形图测量结果差异都较大。

经过试戴评估，我们先选择右眼 4200/300/10.6，左眼 4250/300/10.6，过夜试戴两夜。复查：镜片偏位固着，轻推动镜片则活动。角膜完好，角膜地形图见图 5-27-3 和图 5-27-4：

双眼角膜地形图均镜片偏位表现。嘱停戴了半个月角膜恢复后，我们尝试使用大直径的试戴片重新试戴：右眼 4225/400/11，左眼 4250/400/11。过夜试戴两夜后，戴镜复查，镜片居中而固着，荧光不容易进入镜片下，角膜完好。双眼角膜地形图如下，镜片位置正，但有中央岛表现（图 5-27-5、图 5-27-6）。

停戴 1 周角膜恢复后，双眼均放松 AC 0.25D 重新试戴：右眼 4200/400/11，左眼 4225/400/11，戴镜两夜，戴镜复查，镜片活动度不到 0.5mm，荧光不容易进入到镜片下，各弧段分界清楚，角膜完好，裸眼视力右眼 0.3，左眼 0.3，但地形图还是有中央岛表现（图 5-27-7、图 5-27-8）。

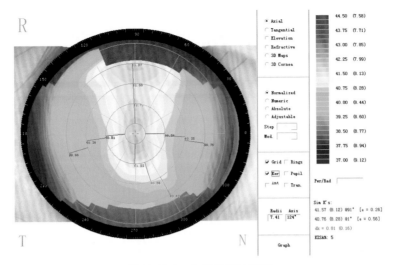

图 5-27-1　右眼角膜地形图

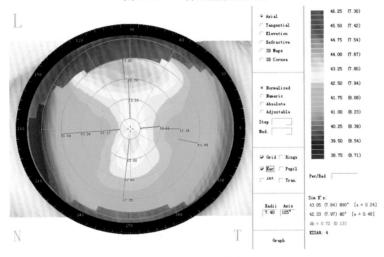

图 5-27-2　左眼角膜地形图

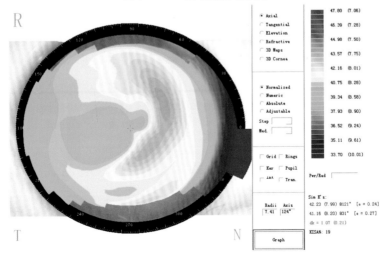

图 5-27-3　右眼 4200/300/10.6 过夜试戴两夜，颞侧偏位

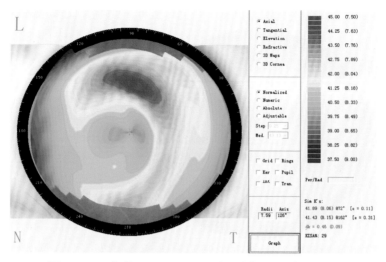

图 5-27-4　左眼 4250/300/10.6 过夜试戴两夜，鼻侧偏位

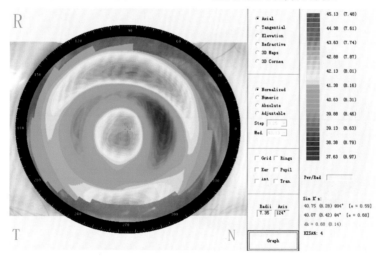

图 5-27-5　右眼 4225/400/11 试戴两夜

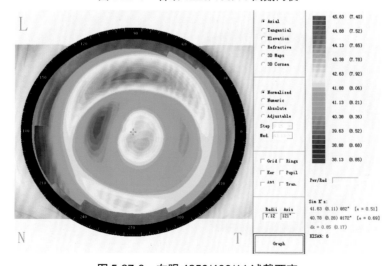

图 5-27-6　左眼 4250/400/11 试戴两夜

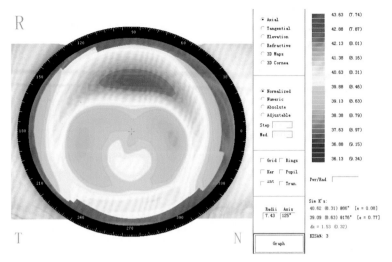

图 5-27-7　右眼 4200/400/11 试戴两夜

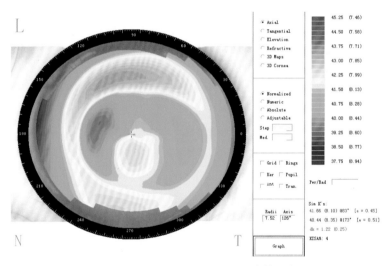

图 5-27-8　左眼 4225/400/11 试戴两夜

二、案例分析

从试戴过程中可以发现：

1. 双眼的塑形镜的 AC 应该在 42.25D 附近，但由于角膜地形图不对称，镜片容易偏位。

2. 顾客双眼角膜直径偏小（11.1mm），如果采用大直径镜片试戴，镜片相对大，塑形后虽然无偏位，但中央岛典型，即使放松 AC 0.25D 后仍然有中央岛表现。说明是大直径造成"假紧"形成中央岛。

综上分析，本案例如采用常规直径，保证了镜片活动度时，容易镜片偏位，而顾客角膜直径小没有通过加大直径来改善镜片定位的空间。再回过来看看双眼角膜地形图的高度图，（图 5-27-9、图 5-27-10），双眼上下方基本对称。

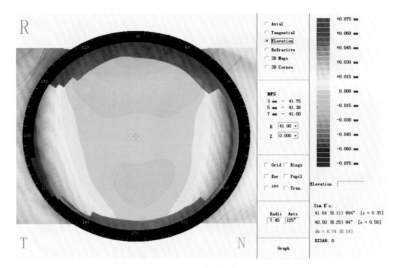

图 5-27-9　右眼高度图

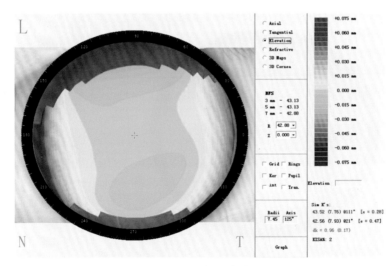

图 5-27-10　左眼高度图

　　所以我们又尝试周边 toric 设计的塑形镜（即散光设计）试戴：双眼都给 42.25/-3.00/-1.00/10.6（即 1.00D 散光量的塑形设计）试戴。过夜试戴三晚后，镜片移动正常，角膜完好。荧光评估见图 5-27-11 和图 5-27-12：

　　过夜试戴 3 夜后的地形图见图 5-27-13 和图 5-27-14：

　　按试戴片上验光结果给定片：右眼 toric 设计 42.25/43.25/-5.25/10.6；左眼 toric 设计 42.00/43.00/-4.50/10.6。定片到货，戴镜 2 个月复诊，双眼日间裸眼视力 1.0，戴镜无不适。双眼角膜上皮完好，配适佳。角膜地形图见图 5-27-15 和图 5-27-16：

　　戴镜 6 个月后复诊，双眼视力 1.0，角膜完好。双眼角膜地形图见图 5-27-17 和图 5-27-18：

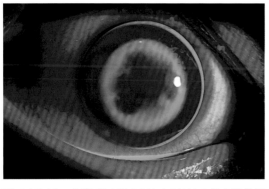 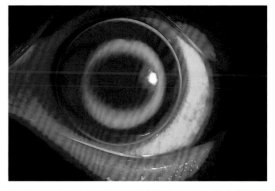

图 5-27-11　右眼 42.25/−3.00/−1.00/10.6 荧光评估图　　图 5-27-12　左眼 42.25/−3.00/−1.00/10.6 荧光评估图

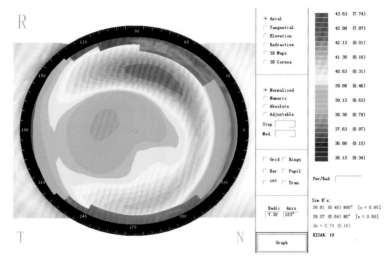

图 5-27-13　右眼 42.25/−3.00/−1.00/10.6 试戴 3 夜角膜地形图

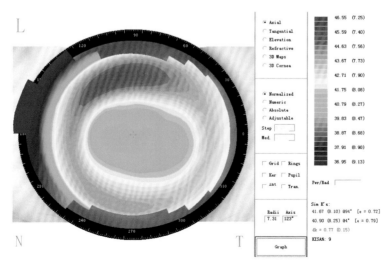

图 5-27-14　左眼 42.25/−3.00/−1.00/10.6 试戴 3 夜角膜地形图

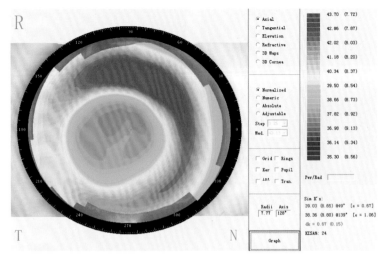

图 5-27-15　右眼 toric 设计 42.25/43.25/−5.25/10.6 戴镜 2 个月

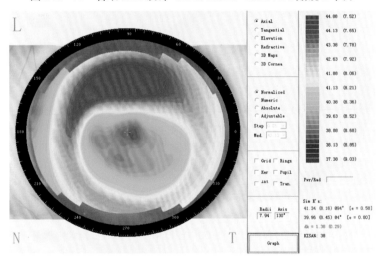

图 5-27-16　左眼 toric 设计 42.00/43.00/−4.50/10.6 戴镜 2 个月

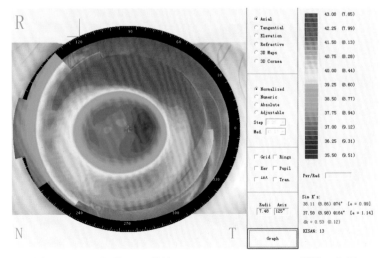

图 5-27-17　右眼 toric 设计 42.25/43.25/−5.25/10.6 戴镜 6 个月

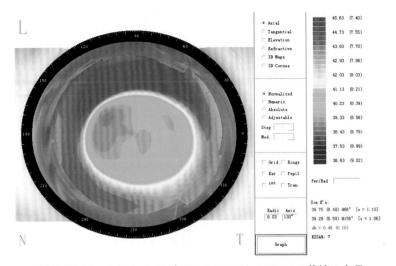

图 5-27-18　左眼 toric 设计 42.00/43.00/−4.50/10.6 戴镜 6 个月

三、案例小结

1. 周边 toric 设计的塑形镜　也称散光塑形设计，周边的 AC 弧区是 toric 设计，可以处理因为角膜散光大造成的镜片偏位，不稳定的情况。其原理如同复曲面 RGP，塑形镜片的 toric 设计，使镜片后表面与角膜前表面更加契合而增加镜片中心定位和稳定性。

2. 周边 toric 设计的塑形镜　在两条主子午线上有平坦和陡峭的两个不同的 AC，它们的差值就是塑形镜片的散光量。

3. 周边 toric 设计的塑形镜　也可用于角膜不对称的情况。本案例中，顾客的角膜散光并不大，但角膜地形图对称性差，常规塑形镜片定位差，而 toric 塑形镜试戴效果佳。可根据角膜地形图高度图来判断，如高度图显示上下方对称性高，可尝试 toric 设计的塑形镜。

第二十八节　AC 加宽同时 BC 直径减少处理偏位的塑形案例

一、临床案例

患者，女，9 岁，在我们视光中心验配角膜塑形镜，检查结果见表 5-28-1 和表 5-28-2：

表 5-28-1　基础视光检查资料 1

眼别	电脑验光	电脑验光角膜曲率	角膜曲率计	角膜地形图 SIMK
OD	−5.25/−0.50×170	8.28/40.75@3	8.22/41@180	41.06（8.22）@101
		8.21/41@93	8.2/41.25@90	40.64（8.3）@11
OS	−5.00/−0.75×156	8.30/40.75@164	8.3/40.75@180	41.16（8.2）@74
		8.18/41.25@74	8.16/41.25@90	40.65（8.3）@164

表 5-28-2　基础视光检查资料 2

眼别	E 值	散瞳后复光全矫验光	眼压	角膜直径
OD	0.42	−4.75—0.8	18mmHg	11.2mm
OS	0.36	−4.75—0.8	18mmHg	11.2mm

双眼角膜地形图如下（图 5-28-1、图 5-28-2）：

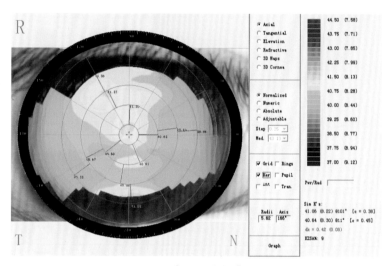

图 5-28-1　右眼原始角膜地形图

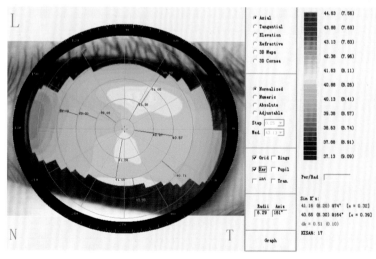

图 5-28-2　左眼原始角膜地形图

上述检查角膜曲率、地形图测量值一致，E 值正常，测量结果可认为是准确的。角膜曲率平，而近视度数高。按 500 度近视降幅计算，塑形的目标曲率为：41.00D − 5.00D = 36.00D，刚好在角膜塑形的理论极限上，可对全部近视度数塑形。角膜散光小，角膜地形图无特殊。角膜直径 11.2mm，略偏小。

经过规范验配操作、评估，双眼均给 41.00/300/10.6 过夜试戴。过一夜试戴后地形图见图 5-28-3 和图 5-28-4：

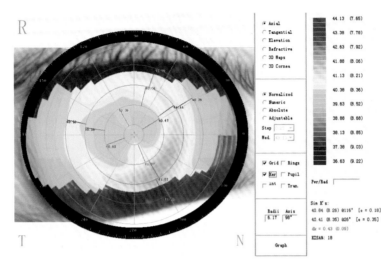

图 5-28-3　右眼 41.00/300/10.6 过夜试戴角膜地形图

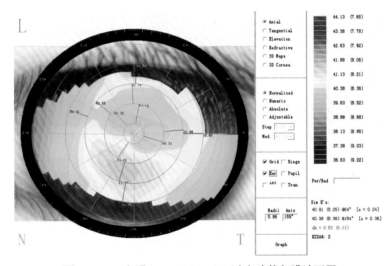

图 5-28-4　左眼 41.00/300/10.6 过夜试戴角膜地形图

复诊评估满意，验光师按片上验光结果给双眼处方均为 41.00/-4.50/10.6 定片，片到后戴镜一夜来复诊，角膜完好，角膜地形图试戴片效果类似。

戴镜 45 天复诊，诉视物重影。检查裸眼视力右眼 0.6，左眼 0.5，角膜完好，戴片荧光评估满意，角膜地形图见图 5-28-5 和图 5-28-6：

停戴至角膜地形图恢复后重戴，原来的试戴片和定片均出现同样的偏位。最后，我们调整双眼镜片参数为：4100/450/10.8（AC 加宽 0.2mm，BC 直径减少 0.2mm，总直径 10.8mm）重新定片后，戴镜 40 天重新复诊，裸眼视力双眼 1.0，角膜完好，戴片荧光评估满意，角膜地形图见图 5-28-7 和图 5-28-8：

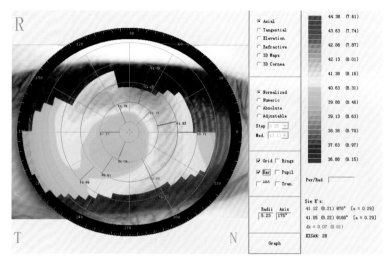

图 5-28-5　右眼 4100/450/10.6 连续戴镜 45 天

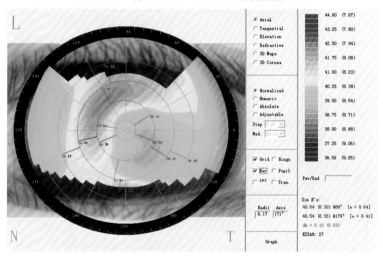

图 5-28-6　左眼 4100/450/10.6 连续戴镜 45 天

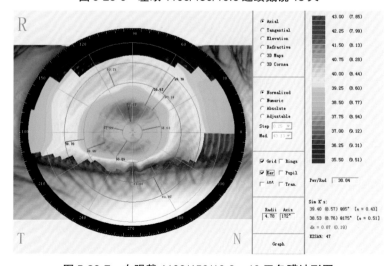

图 5-28-7　右眼戴 4100/450/10.8　40 天角膜地形图

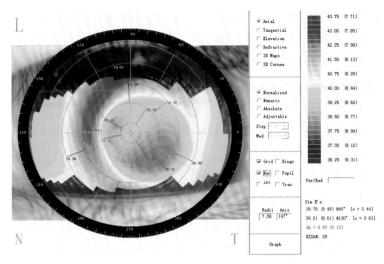

图 5-28-8　左眼戴 4100/450/10.8　40 天角膜地形图

二、案例分析

1. 增加 AC 宽度可以提高角膜塑形镜的中心定位 AC,我们称为配适弧或定位弧,与角膜"平行配适",是决定镜片定位的关键参数。增加 AC 的宽度,能增加塑形镜片和角膜的有效接触面积,提高镜片中央定位稳定性。角膜曲率平的案例容易出现偏位,在确认配适好、角膜直径大时,可以通过增加直径来解决偏位的问题。所以有的塑形设计,AC 较平的试戴片镜片直径大;AC 较陡的试戴片镜片直径小。

本案例中,角膜曲率平,而且直径仅 11.2mm,增加镜片直径的空间不大。如果增加 AC 宽度 0.2mm,使总直径达到 11.00mm 时,镜片容易出现"假紧"、镜片固着、无泪液交换等并发症,风险较大。

2. BC 的直径和量影响镜片对角膜上皮的塑形力量　角膜塑形镜以对角膜中央上皮细胞移形、重新分布而产生塑形作用。BC 是决定镜片塑形量的参数。近视降幅越大,BC 越平坦,对角膜上皮细胞移形、重新分布要求的量越大。比如,压平 $1km^2$ 的扁平小土丘比压平 $1km^2$ 的高山容易。即:同样塑形面积下,低近视降幅比高近视降幅容易塑形。

同时,BC 直径越大时,塑形范围越大,而要求重新分布的上皮细胞越多。比如,压平 $2km^2$ 的扁平的小土丘比压平 $1km^2$ 的扁平的小土丘容易。即:同样的近视降幅,面积小更容易塑形。

所以有的塑形镜设计,为了避免过多的上皮细胞塑形而引起的并发症,近视降幅越高时 BC 区越小。

3. 本案例中,患者的近视度数偏高,我们尝试采用缩小一点 BC 直径,"让出"AC 加宽的空间的方法来处理偏位,结果满意。

三、案例小结

1. 当需要通过提高直径来处理角膜塑形偏位,而患者角膜直径小,不具备镜片加直径的空间时,牺牲 BC 区直径来获得 AC 加宽的空间是一个可以尝试的方法。

2．如果暗室环境测量瞳孔较大，而减少了 BC 直径后塑形光学区域变小，有可能出现夜间眩光，需要做好沟通。

3．角膜塑形镜各弧区的参数相关，改变一个弧区的参数设计，常常会带动其他参数的变化。所以，不宜对弧区的参数做大幅调整变化。

（梅　颖）

参 考 文 献 ■■■■■■

1. 吕帆. 接触镜学. 第 2 版. 北京：人民卫生出版社. 2011

2. 谢培英. 角膜塑形镜验配技术. 北京：人民卫生出版社. 2014

3. 谢培英，齐备. 临床接触镜学. 北京：北京大学医学出版社. 2004

4. 褚仁远，谢培英. 现代角膜塑形学. 北京：北京大学医学出版社. 2006

5. 谢培英，迟蕙. 实用角膜塑形学. 北京：人民卫生出版社. 2012

6. 谢培英. 图释圆锥角膜. 北京：北京大学医学出版社. 2009

7. 谢培英，刘悦，张樱. 圆锥角膜和软硬组合式接触镜. 眼视光杂志. 2000，2（3）：138

8. 瞿佳，陈洁. 角膜地形图的应用和分析. 眼视光杂志. 2000，2（4）：246

9. 谢培英，王静. 角膜屈光手术后的屈光矫正. 眼科. 2004，13（6）：338

10. 王静，谢培英，郑英德，等. 透气性硬性角膜接触镜矫治屈光不正的效果. 眼视光学杂志. 2002，4：78-80

11. 姜宏钧，谢培英. 圆锥角膜的角膜地形图分析. 中华眼科杂志. 2006，42（3）：231

12. 褚仁远. 角膜塑形术临床疗效及其相关因素. 眼视光杂志. 2004，6（1）：6-9

13. 瞿小妹，李梅. 角膜屈光手术后圆锥角膜的临床分析. 眼视光学杂志. 2004，6：225-227

14. Sawano T. Sakamoto R Li M, et al. 30 天连续配戴硬性透氧性角膜接触镜的安全性研究. 眼视光学杂志. 2004，6：9-12

15. 钟兴武，龚向明，杨晓，等. Rose K 硬性透气性接触镜矫治圆锥角膜的临床观察. 中国实用眼科杂志. 2005，23：182-184

16. 王晓莉，曾健，余敏，等. 高透氧性硬性角膜接触镜矫正屈光参差性弱视. 眼视光学杂志. 2005，7：16-17

17. 陈洁，吕帆. 硬性透气性角膜接触镜对儿童近视进展的延缓作用. 眼视光学杂志. 2006，8：66-68

18. 谢培英，王志昕，迟蕙. 少年儿童近视的长期角膜塑形疗效和安全性观察. 中国斜视与小儿眼科杂志. 2008，16：145-152

19. 王丹，谢培英. 特殊设计的透气性硬性角膜接触镜矫治继发性圆锥角膜的临床研究. 中华眼科杂志. 2013，49：327-333

20. 杨积文，卜立敏，纪惠芳，等. 高度近视儿童配戴硬性透气性角膜接触镜临床观察. 眼科新进展. 2012，32：175-176

21. 中华医学会眼科学分会眼视光学组. 硬性透气性接触镜临床验配专家共识（2012 年）. 中华眼科杂志. 2012，48：467-469

22. 杨积文. RGPCL 矫治圆锥角膜长期临床观察. 中华眼视光学与视觉科学杂志. 2014，16（2）：100-102

23. Shaughnessy MP，Ellis FJ，Jeffery AR，et al. Rigid gas-permeable contact lenses are a safe and effective means of treating refractive abnormalities in the pediatric populaion. CLAO J. 2001，27：195-201

24. BAEK TM，LEE KH，TOMIDOKORO A. Corneal irregular astigmatism after laser in situ keratomileusis for myopia. Br J Ophthalmol. 2001，85（5）：534-536

25. Titiyal JS, Das A, Dada VK, et al. Visual performance of rigid gas permeable contact lenses in patients with corneal opacity. CLAO J. 2001, 27: 163-165

26. Stein HA, Bemard J, Stein RM, et al. Fitting guide for rigid and soft contact lens. Saint Louis: Mosby. 2002, 307-322, 453-462

27. Bara C. Mechanism of action of the reverse geometry gas permeable contact lens in orthokeratology. M.5c. Thesis, university of Melbourne, 2000

28. Betts AM, Mitchell GL, Zadnik K. Visual performance and comfort with the Rose K lens for keratoconus. Optom Vis Sci. 2002, 79: 493-501

29. Lee JL, Kim MK. Clinnical performance and fitting characteristics with a multicurve lens for keratoconus. Eye and contact lens. 2004, 30: 20

30. Cho P, Cheung SW, Edwards M. The longitudinal orthokeratology research in children (LORIC) in Hong Kong: a pilot study on refractive changes and myopic control. Curr Eye Res. 2005, 30: 71-80

31. Walline JJ, Jones LA, Sinnott LT. Corneal reshaping and myopia progression. Br J Ophthalmol. 2009, 93: 1181-1185

32. Santodomingo-Rubido J, Villa. Collar C, Gihnartin B, et al. Myopia control with orthokeratology contact lenses in Spain: refractive and biometric changes. Invest Ophthalmol Vis Sci. 2012, 53: 5060-5065

33. Cho P, Cheung SW. Retardation of myopia in Orthokeratology (ROMIO) study: a 2-year randomized clinical trial. Invest Ophthalmol Vis Sei. 2012, 53: 7077-7085

34. Varsha M, Rathi; Preeji S, Mandathara; Srikanth, Dumpati. Contact lens in keratoconus. Indian journal of ophthalmology. 2013, 61 (8): 410-415

35. Wang LQ, Liu L, Huang YF. Clinical study of aged gas-permeable lenses to correct astigmatism for keratoconus. Int J Ophthalm. 2006, 6: 1002-1004

36. Gemoules G, Morris KM. Rigid gas-permeable contact lenses and severe higher-order aberrations in postsurgical corneas. Eye contact lens. 2007, 33: 304-307

37. Smith KA, Carrell JD. High-Dk piggyback contact lenses over Intacs for keratoconus: a case report. Eye Contact Lens. 2008, 34: 238-241

38. Ozkurt YB, Sengor T, Kuma S, et al. Rose K contact lens fitting for keratoconus. Int Ophthalmol. 2008, 28: 395-398

39. Cho P, Cheung SW, Mountford J, et al. Good clinical practice in orthokeratology. Cont Lens Anterior Eye. 2008, 31: 17-28

40. Villa-Collar C, Gonz JM, Guti R. Objective evaluation of the visual benefit in contact lens fitting after complicated LASIK. J Refract Surg. 2009, 25: 591-598

41. Herzberg CM. An voaate on Orthokeratology. New technology and lens designs are expanding the applications for orthokeratology treatment. Contact Lens Spectrum. 2010, 1: 22-32

42. Mutti DO, Sinnott LT, Mitchel GL, et al. Relative peripheral refractive error and the risk of onset and progression of myopia in children. Invest Ophthalmol Vis Sci. 2011, 52: 199-205

43. Charm J, Cho P. High myopia-partial reduction ortho-k: a 2-year randomized study. Optom Vis Sci, 2013, 90: 530-539

44. Edward S. Bennett, Vinita Allee Henry. Clinical Manual of Contact Lenses. 4th EDITION. Lippincott Williams &: Wilkins. Philadelphia. 2014

45. Jane Veys. Essential contact lens practice. Butterworth-heinemann, 2003